《素问入式运气论奥》研究

五运六气

中医推演第一书揭秘

WUYUN LIUQI ZHONGYI TUIYAN DIYISHU JIEMI

冯茗渲 杨 威 主编

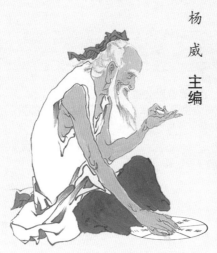

河南科学技术出版社

· 郑州 ·

内容提要

《素问入式运气论奥》三卷 31 篇,是现存第一部探讨五运六气理论与应用的通俗著作,对后世五运六气学术影响巨大。本书在研究整理《素问入式运气论奥》的基础上,针对其中热点、难点问题,补充五运六气快速入门知识,专题推究五运六气核心观念,揭秘其中深邃奥旨,帮助读者加深理解五运六气本源,成为一部讨论客气胜复、理解时令治法的实用指南。本书是运气初学者入门的阶梯,适合中医基础研究、临床工作者及五运六气研究爱好者研读。

图书在版编目（CIP）数据

五运六气中医推演第一书揭秘/冯茗渲，杨威主编. —郑州：河南科学技术出版社，2022.4

ISBN 978-7-5725-0738-0

Ⅰ.①五⋯　Ⅱ.①冯⋯ ②杨⋯　Ⅲ.①运气（中医）－基本知识

Ⅳ.①R226

中国版本图书馆 CIP 数据核字（2022）第 027568 号

出版发行：河南科学技术出版社
　　　　　北京名医世纪文化传媒有限公司
　　　　　地址：北京市丰台区万丰路 316 号万开基地 B 座 1-115　邮编：100161
　　　　　电话：010-63863186　010-63863168
策划编辑：赵东升
文字编辑：刘从明
责任审读：周晓洲
责任校对：龚利霞
封面设计：吴朝洪
版式设计：崔刚工作室
责任印制：程晋荣
印　　刷：河南省环发印务有限公司
经　　销：全国新华书店、医学书店、网店
开　　本：850 mm×1168 mm　1/32 · 彩页 4 页　印张：6.75　字数：180 千字
版　　次：2022 年 4 月第 1 版　　　　　2022 年 4 月第 1 次印刷
定　　价：38.00 元

如发现印、装质量问题，影响阅读，请与出版社联系并调换

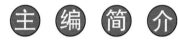

主 编 简 介

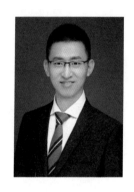

　　冯茗渲　男,河北人。医学硕士,师从中国中医科学院杨威研究员。本科毕业于河北北方学院中西医临床专业,硕士研究生期间跟随杨威研究员从事五运六气理论研究,承担中央级公益性科研院所基本科研业务费专项资金资助项目"刘温舒《素问入式运气论奥》研究"(YZ-1722)、"中医六气理论深化及其知识图谱构建探索"(YZ-1701)等。参编《五运六气经典集粹》《五运六气珍本集成》《五运六气精华类编》等。发表论文《五运六气研究领域发展概述》《大数据时代中医五运六气研究的医学伦理学思考》等。

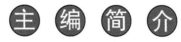

主 编 简 介

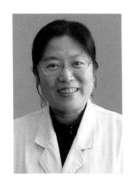

　　杨　威　女,北京人。研究员,中国中医科学院中医基础理论研究所藏象学研究室主任。北京中医药大学毕业,从事中医理论研究与临床工作 30 余年,主要开展五运六气、藏象理论、时令病诊疗研究。孔伯华学术传承人。兼任中国中医药信息学会干支象数医学研究分会副会长兼秘书长,中国中医药研究促进会医养结合分会副会长,中华中医药学会五运六气研究专家协作组专家等。师从孟庆云先生学习,系统开展五运六气学术源流、科学原理、临床应用等研究,在临床中重视五运六气时空变化对人体禀赋、藏府及疾病变化的影响,强调运用时令变化规律指导临床诊断、防治、调摄。发表学术论文 120 余篇,《五运六气研究》《五运六气典籍汇纂丛书》等获成果奖励。

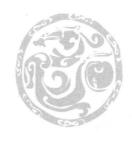

前　言

　　两宋时期是中国文化的高度繁荣阶段,也是中国医学的高速发展时代。与众多备受世人景仰、可歌可泣的文坛巨匠、英雄豪杰相伴,中国医学名家、名著也不断涌现,留芳千秋,传承万代。其间,《素问入式运气论奥》,简称《素问运气论奥》《运气论奥》《入式论奥》《论奥》等,是北宋医家刘温舒所著,刊行于宋元符二年(公元 1099 年),是一部专门探讨五运六气、图文并茂的中国医学著作。入式即入手的格局、模式,书名表明五运六气理论源自中医经典医籍《素问》。本书旨在用简洁的模式探讨五运六气的深奥旨趣,引读者入门。

　　五运六气理论(简称"运气")是阐述自然、生命、疾病时空规律的一门学问,是中医理论体系的重要组成部分。据《全国中医图书联合目录》《中国医籍考》《中国中医古籍总目》《中国古医籍书目提要》等记载,五运六气理论系统呈现于唐代王冰整理、注释的《黄帝内经·素问》之中。或许因为知识内容太过丰富,唐代论及五运六气者寥寥。在传世医籍中，第一本五运六气专著就是北宋刘温舒所著的《素问入式运气论奥》（以下简称《论奥》）。

刘温舒，史料记载难觅其踪，生平无考，籍贯不详，因其著作广为流传而学史留名。据其自序，他生活于北宋哲宗赵煦元符年间，任职文官，为朝散郎太医学司业，即宋代官办医学院的长官助理。后世医家推测《素问入式运气论奥》的写作可能与刘温舒在太医学的教学活动有关。

《素问入式运气论奥》三卷31篇，全面阐释了五运六气的基础知识、格局推演及其对生命、疾病、防治的影响，以图文配合的写作风格讨论了五运六气理论的热点、难点问题，对后世颇多启迪。同时，也引发学术争鸣。

仅举两个事例，管窥这部医书对后世的影响。其一，转载、借鉴。如流传广泛的五运六气通俗读本——明代汪机辑纂的《运气易览》，大量引用《素问入式运气论奥》原文，借鉴其章节篇目结构，在《论奥》内容基础上有所补充，可惜只言"蒐辑纂编"，未传刘温舒之名。其二，再行注释。如日本冈本为竹的注释本《运气论奥谚解》，刊行于宝永元年（1704年），将原书逐段逐句再加注释说明，分为七卷，1958年江苏人民出版社刊行了承为奋的中译本（《中医大辞典》医史文献分册，人民卫生出版社，1981）。还有日本松下见林著《运气论奥疏钞》十卷（1684年），闲流子《运气论奥纂要全解》七卷（1684年）等，也对《论奥》再行注释。

此外，《论奥》还收录于清代《四库全书》子部医家类、上海涵芬楼1923年影印《正统道藏》、裘沛然《中国医学大成三编》等，谢观《中华医学大辞典》、冈西为人《宋以前医籍考》、《中医大辞典》医史文献分册（人民卫生出版社，1981）、崔秀汉《朝鲜医籍通考》等均有提及。2014年，《中医古籍珍本集成（续）》医经卷（周仲瑛、于文明总主编，湖南科学技术出版社）收入本书，选用元刻本为底本，影印刊行，王雅平整理校注。

我们研究发现，作为"最成系统而晓畅"的五运六气第一部专著，《论奥》对后世五运六气学术的影响是巨大的，当代学者对此书的研究却并不充分。为进一步明确并传播《论奥》对五运六气的学术贡献，在文献整理的基础上，冯茗渲专题开展了五运六气重要观点的学术源流研究，学位论文获专家一致好评。进而，将《论奥》原书、专题研究及五运六气基础推演汇成一书，供中医爱好者研读，以期更有效率地学习五运六气理论，守正传承中医精华。

编著者谨识
辛丑夏月 2021 年 6 月

目　录

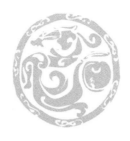

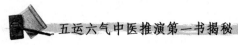

上篇　五运六气基础快速入门

第一章　五运六气基础格局入门推演

五运六气基础格局是一个以时间为线索,对周期性出现的气候、物候、病候进行分析的理论模型。这个模型既能对已发生的相关现象进行统一、合理的解释,又能对将来的观测做出适当的预言。这种解释与预言的本质在于物质世界的运动规律是可以被人掌握的。

五运六气基础格局的核心内容是从"五运""六气""运气相合"三个部分对不同时段的气候特点与人体发病倾向进行描述。"五运"侧重于描述某一年全年的整体特征;"六气"侧重于描述某一年内不同阶段的季节特征;"运气相合"则是对"五运"与"六气"两种分析结果进行综合考量。不同年份五运六气基础格局的推导与确立,以"干支"作为具体演绎工具。故本章主要从"干支甲子""五运""六气"三节展开,帮助大家快速掌握五运六气格局的基本推演方法。

第一节　干支甲子

要掌握以时间为线索的气候、物候、病候的发生发展规律,首先要了解我国古代标定时间的工具——干支。

一、甲子周期

干支是天干、地支的简称。天干有十个,由"甲"开始至"癸"结束,依次为甲、乙、丙、丁、戊、己、庚、辛、壬、癸。其中位于奇数位的称为"阳干",偶数位的称为"阴干"。地支有十二个,由"子"开始至"亥"结束,依次为子、丑、寅、卯、辰、巳、午、未、申、酉、戌、亥,其中位于奇数位的称为"阳支",偶数位的称为"阴支",见表1-1。

表1-1　干支阴阳属性表

序位	1	2	3	4	5	6	7	8	9	10	11	12
阴阳	阳	阴	阳	阴	阳	阴	阳	阴	阳	阴	阳	阴
天干	甲	乙	丙	丁	戊	己	庚	辛	壬	癸	－	－
地支	子	丑	寅	卯	辰	巳	午	未	申	酉	戌	亥

天干、地支相配便可以用来纪年(纪月、纪日、纪时),如"戊戌年""己亥年"等。干支相配的方法是:阳干配阳支,阴干配阴支,干在前,支在后,如此便有60种不同组合(10×12÷2=60)。纪年从"甲子年"开始,至"癸亥年"结束,将再次回归到"甲子年"并进入下一轮循环时所历经的六十年,称为一个"甲子周期",见表1-2。

干支相同的年份,五运六气格局也相同,即五运六气格局呈现六十年一循环的周期性规律。相同五运六气格局下的气候变化规律与气候变化对人体生理病理产生的影响也高度相似。

表 1-2 六十年甲子周期表

甲子	乙丑	丙寅	丁卯	戊辰	己巳	庚午	辛未	壬申	癸酉
甲戌	乙亥	丙子	丁丑	戊寅	己卯	庚辰	辛巳	壬午	癸未
甲申	乙酉	丙戌	丁亥	戊子	己丑	庚寅	辛卯	壬辰	癸巳
甲午	乙未	丙申	丁酉	戊戌	己亥	庚子	辛丑	壬寅	癸卯
甲辰	乙巳	丙午	丁未	戊申	己酉	庚戌	辛亥	壬子	癸丑
甲寅	乙卯	丙辰	丁巳	戊午	己未	庚申	辛酉	壬戌	癸亥

公元纪年与干支纪年的快捷换算:公元 4 年为我国甲子年,故年干支的推算方法可为:公元年数减 3,其差除以 60,取余数。余数即为年干代数(1 为甲,9 为壬,0 为癸)。若余数小于 12,则余数即为年支代数(1 为子,12 为亥),若余数大于 12,则余数减 12 的整数倍后所得差即为年支代数。

二、天干地支的天文学背景探讨

据湖南中医药大学靳九成先生的研究,天干地支的确定具有丰富的天文学意义。其主要观点为:十天干的天文学背景为水星运动;十二地支的天文学背景为木星运动;水星、金星、地球、火星、木星、土星的公转周期共同确定了 60 年为一个周期(一甲子)的纪年方法。

地球公转周期为 1 年,水星公转周期 ≈ 10/41 年,金星公转周期 ≈ 5/8 年,火星公转周期 ≈ 2 年,木星公转周期 ≈ 12 年,土星公转周期 ≈ 30 年。则地球公转经历 60 年时,水星、

金星、火星、木星、土星分别在公转 246 周、96 周、30 周、5
周、2 周后同时回到初始位置。这样,太阳系施加给地球影
响的准周期便为 60 年。

水星公转周期 ≈ 10/41 年,则地球最少公转 10 周时,水
星与地球同时回到初始位置。即水星在经历 10 种不同的等
时运动状态后回到始点,运动周期为 10 年。水星这 10 种不
同的运动状态及其对地球的影响可用十天干(甲、乙、丙、丁、
戊、己、庚、辛、壬、癸)分别表示。类似地在第二个周期内又重
复十天干状态,依次往复。

木星公转周期 ≈ 12 年,地球每公转一周(历时 1 年)木
星只运行其公转轨道的 1/12,则木星 1 个周期 12 年内经历
12 种不同的等时状态回到始点。中华先哲们便借用不同于
十干的十二支分别表示。第二周期开始依次重复。

木星与水星的同时运动使得干支相配只能以阳干配阳
支,阴干配阴支的方法组成 60 甲子(而不是 10×12 的 120 种
组合),正好可表述太阳系一周期内相对于地球的 60 种运动
状态及 60 种影响。

三、干支用字涵义

十天干的次序之所以用甲、乙、丙、丁、戊、己、庚、辛、
壬、癸来表示而不用一、二、三、四、五、六、七、八、九、十,是
因为由"甲"到"癸"的十个字象征着万物由发生而少壮、而
衰老、而死亡、而更始的生命历程,见表 1-3。

表 1-3 天干释字表

	《史记·律书》	《汉书·律历志》	《说文解字》
甲	甲者,言万物剖符甲而出也	出甲于甲	东方之孟,阳气萌动,从木戴孚甲之象 一曰人头为甲,甲象人头
乙	乙者,言万物生轧轧也	奋轧于乙	象春草木冤曲而出,阴气尚疆,其出乙乙也 乙承甲,象人颈
丙	丙者,言阳道著明,故曰丙	明炳于丙	位南方,万物成,炳也 丙承乙,象人肩
丁	丁者,言万物之丁壮也,故曰丁	大盛于丁	夏时万物皆丁实 丁承丙,象人心
戊	-	丰楙于戊	中宫也。象六甲五龙相拘绞也 戊承丁,象人胁
己	-	理纪于己	中宫也。象万物辟藏诎形也 己承戊,象人腹
庚	庚者,言阴气庚万物,故曰庚	敛更于庚	位西方,象秋时万物庚庚有实也 庚承己,象人脐
辛	辛者,言万物之辛生,故曰辛	悉新于辛	秋时万物成而熟 辛承庚,象人股
壬	壬之为言姙也,言阳气任养万物于下也	怀妊于壬	象人裹妊之形 壬承辛,象人胫
癸	癸之为言揆也,言万物可揆度,故曰癸	陈揆于癸	象水从四方流入地中之形; 癸承壬,象人足

与十干同理,十二支的次序也象征了事物由微而盛、由盛而衰,反复变化发展的过程,见表1-4。

表1-4 地支释字表

	《史记·律书》	《汉书·律历志》	《说文解字》
子	子者,滋也;滋者,言万物滋于下也	孳萌于子	十一月,阳气动,万物滋,人以为称,象形
丑	丑者,纽也,言阳气在上未降,万物厄纽,未敢出也	纽牙于丑	十二月,万物动,用事;象手之形
寅	寅言万物始生蟎然也,故曰寅	引达于寅	正月,阳气动;象宀不达,髌寅于下也
卯	卯之为言茂也,言万物茂也	冒茆于卯	二月,万物冒地而出;象开门之形
辰	辰者,言万物之蜄也	振美于辰	三月,阳气动,雷电振,民农时也;象芒达
巳	巳者,言阳气之已尽也	已盛于巳	四月,阳气已出,阴气已藏,万物见,成文章,故巳为蛇,象形
午	午者,阴阳交,故曰午	咢布于午	五月,阴气忤逆阳,冒地而出
未	未者,言万物皆成,有滋味也	昧薆于未	六月,滋味也;象木重枝叶也

（续　表）

	《史记·律书》	《汉书·律历志》	《说文解字》
申	申者，言阴用事，申贼万物，故曰申	申坚于申	七月，阴气成，体自申束
酉	万物之老也，故曰酉	留孰于酉	八月，黍成，可为酎酒；闭门象也
戌	戌者，言万物尽灭，故曰戌	毕入于戌	九月，阳气微，万物毕成，阳下入地也
亥	亥者，该也，言阳气藏于下，故该也	该阂于亥	十月，微阳起，接盛阴；象裹子咳咳之形

第二节　五　运

五运，即木运、火运、土运、金运、水运这五运的统称，指五行之气在自然界的变化循环。"木运、火运、土运、金运、水运"分别配以"太过""不及"便可以用来概括某一年全年的气候特征、物候特点和发病规律等情况。

一、岁运

五运在具体指代某一年气候、物候、病候特点时称作"岁运"，即一岁之运（也称"中运"或"大运"）。岁运是统管全年的五运之气，代表了某一年的主要特征，能反映年与年之间的差异。五运共有"木运太过""木运不及""火运太过"

"火运不及""土运太过""土运不及""金运太过""金运不及"
"水运太过""水运不及"等十种情况。

每种岁运出现的年份可以通过干支纪年法中的"年干"
确定。年干与岁运的具体对应关系见表1-5。

表 1-5　年干与岁运表

年干	甲	乙	丙	丁	戊	己	庚	辛	壬	癸
岁运	土运太过	金运不及	水运太过	木运不及	火运太过	土运不及	金运太过	水运不及	木运太过	火运不及

"木、火、土、金、水"五运分别概括并代表了"风、火、湿、
燥、寒"五种气候特征与"生、长、化、收、藏"五种物候特点。
"太过"表示某运力量偏盛,"不及"表示某运力量偏衰。五
运与太过、不及的十种组合表示了十种不同的气候特点与
生命特征,见表1-6。

如己亥年,天干为"己",所对应的岁运为"土运不及",
则每至己亥之年(如公元 1959 年、2019 年、2079 年等),自然
界生长化收藏中"化"的现象衰减不足,风气大行、雨湿不
足,植物虽然长势良好,但生长变化不完全,华而不实、秀而
无果。相应地,人体也容易发生消化不良、湿性疮疡脓肿、
水肿胀满、肢体痉挛等脾藏运化失司的相关症状。

表 1-6　岁运太过、不及特征表

岁运	五运之纪	要点	五常政大论		气交变大论	
			自然特征	人体特征	自然特征	人体特征
水运不及	涸流之纪	反阳、藏令不举、化气乃昌、长气宣布。	蛰虫不藏，土润水泉减，草木条茂，荣秀满盛，其气滞，其动坚止，其发燥槁。其果枣杏，其实濡肉，其合黅玄，其畜彘，其味甘咸，其色黅玄，其虫鳞倮，其主埃郁昏翳，其声羽宫。	其病痿厥坚下，从土化也，其脏肾，其病耀星。其病癃秘，邪伤肾也。	湿乃大行，长气反用，其化乃速，暑雨数至，上应镇星。上应辰星，其谷秬。	民病腹满身重，濡泄，寒疡流水，腰股痛发，腘腨股膝不便，烦冤，足痿清厥，脚下痛，甚则跗肿，（藏气不政）肾气不衡。
木运太过	发生之纪	启陈，土疏泄，苍气达，阳和布化，阴随气享化，生气淳化。	万物以荣。其化生，其气美，其政散，其令条舒，其动掉眩巅疾，其德鸣靡启坼，其变振拉摧拔，其谷麻稻，其畜鸡犬，其果李桃，其色青黄白，其味酸甘辛，其象春，其虫毛介，其物中坚外坚。	其经足厥阴少阳，其脏肝脾，其病怒。	岁木大过，风气流行，上应岁星。化气不政，生气独治，云物飞动，草木不宁，甚而摇落，上应太白星。	脾土受邪。民病飧泄食减，体重烦冤，肠鸣腹支满，甚则忽忽善怒，眩冒巅疾。（化气不政）生气独治（甚）基而摇落，反胁痛而吐甚，冲阳绝者死不治。

（续 表）

岁运	五运之纪	要点	五常政大论		气交变大论	
			自然特征	人体特征	自然特征	人体特征
火运不及	伏明之纪	胜长,长气反用,藏气反布,收令乃政,化令乃衡。	寒清数举,暑令乃薄,承化物生,生而不长,成实而稚,遇化已老,阳气屈伏,蛰虫早藏,其气郁,其动彰伏变易,其发痛。其果栗桃,其实络濡,其谷豆稻,其味苦咸,其色玄丹,其畜马彘,其虫羽鳞,其主冰雪霜寒,其声徵羽。	其脏心。其病昏惑悲忘,从水化也。邪伤心也。	寒乃大行,长政不用,物荣而下,凝惨而甚,则阳气不化,乃折荣美,上应辰星。(甚则)上应荧惑、辰星,其合丹。	民病胸中痛,胁支满,两胁痛,膺背肩胛间及两臂内痛,郁冒朦昧,心痛暴喑,胸腹大,胁下与腰背相引而痛,甚则屈不能伸,髋髀如别。
土运太过	敦阜之纪	广化,厚德清静,顺长以盈,至阴内实。	物化充成,烟埃朦郁,见于厚土,大雨时行,湿气乃用,燥政乃辟。其化圆,其气丰,其政静,其令周备,其动濡积并稸,其德柔润重淖,其变震惊飘骤崩溃,其谷稷稃,其果枣李,其色黅玄苍,其味甘咸酸,其象长夏,其虫倮毛,其物肌核。	其经足太阴、阳明,其脏脾肾,病腹满,四支不举。	雨湿流行,上应镇星。变生得位,化气乃伏,藏之化源,泉涌河衍,涸泽生鱼,雨大至,土崩溃,鳞见于陆,上应岁星。	肾水受邪。民病腹痛,清厥,意不乐,体重烦冤。甚则肌肉萎,足痿不收,行善瘈,脚下痛,饮发中满食减,四支不举。(藏)气伏,化气独治之,泉涌河衍,涸泽生鱼,风雨大至,土崩溃,鳞见于陆,病腹满溏泄肠鸣,反下甚而太溪绝者死不治。

（续表）

岁运	五运之纪	要点	五常政大论		气交变大论	
			自然特征	人体特征	自然特征	人体特征
金运不及	从革之纪	折收。收气乃后，生气乃扬，长化合德，火政乃宣。	庶类以蕃。其气扬，其用躁切，其果李杏，其实络，其谷麻麦，其味苦辛，其畜鸡羊，其虫介羽，其主明曜炎烁，其声商徵。	其动铿禁瞀厥，其发咳喘，其脏肺，其病嚏咳鼽衄，从火化也，邪伤肺也。	炎火乃行，生气乃用，长气专胜，庶物以茂，燥烁以行，上应荧惑星。收气乃后，上应太白星，其谷坚芒。	民病肩背瞀重，鼽嚏，血便注下。
水运太过	流衍之纪	封藏，寒司物化，天地严凝，藏政以布。	长令不扬，其化凛，其气坚，其政谧，其动漂泄沃涌，其德凝惨寒雾，其变冰雪霜雹，其果栗枣，其实濡，其谷豆稷，其味咸苦甘，其色黑丹玄黅，其象冬，其虫鳞倮，其物濡满。	其经足少阴太阳，其脏肾心，其病胀。	寒气流行。上应辰星。（甚则）大雨至，埃雾朦郁，上应镇星。	邪害心火。民病身热烦心躁悸，阴厥上下中寒，谵妄心痛，寒气早至，甚则腹大胫肿，喘咳，寝汗出憎风

（续表）

岁运	五运之纪	要点	五常政大论		气交变大论	
			自然特征	人体特征	自然特征	人体特征
木运不及	委和之纪	胜生。化气不政，生气乃扬，长气自平，收令乃早。	凉雨时降，风云并兴，草木晚荣，苍干凋落，物秀而实，其用聚，肤肉内充。其气敛，其发惊骇。其果枣李，其实核壳，其谷稷稻，其味酸辛，其色白苍，其畜犬鸡，其虫毛介。其主雾露凄沧，其声角商。	其脏肝。其病摇动注恐。从金化也。邪伤肝也。	燥乃大行，生气失应，草木晚荣，肃杀而甚，刚木辟着，柔萎苍干，上应太白星。凉雨时至，其谷苍。	民病中清，胠胁痛，少腹痛，肠鸣溏泄。
火运太过	赫曦之纪	蕃茂，阴内化，阳外荣。	炎暑施化，物得以昌。其气高，其政动，其令鸣显，其动炎灼妄扰，其德暄暑郁蒸，其变炎烈沸腾，其谷麦豆，其果杏栗，其色赤白玄，其味苦辛咸，其象夏，其虫羽鳞，其物脉濡。	其经手少阴太阳，手厥阴少阳，其脏心肺，其病笑疟疮疡血流，狂妄目赤。	岁火太过，暑流行，上应荧惑星。收气不行，长气独明，雨水霜寒，上应辰星。	金肺受邪。民病疟，少气咳喘，血溢血泄注下，嗌燥耳聋，中热肩背热，甚则胸中痛，胠胁支满，胁痛，膺背肩胛间痛，两臂内痛，身热骨痛而为浸淫。

（续表）

岁运	五运之纪	五常政大论			气交变大论	
		要点	自然特征	人体特征	自然特征	人体特征
土运不及	卑监之纪	减化。化气不令，生气独彰，长气整，收气平。	雨乃愆，草木荣美，秀而不实，成而秕也。其气散，其用静定，其动疡涌分溃痈肿，其发濡滞，其脏脾，其果李栗，其实濡核，其谷豆麻，其味酸甘，其色苍黄，其畜牛犬，其虫倮毛，其主飘怒振发，其声宫角。	其脏脾，其病留满痞塞，邪伤脾也。	风乃大行，化气不令，草木茂荣，飘扬而甚，秀而不实，上应岁星。藏气早伏，蛰虫早出，岁星、镇星，其谷龄。	民病飧泄霍乱，体重腹痛，筋骨繇复，肌肉酮酸，善怒，（藏气举事）咸病寒中。
金运太过	坚成之纪	收引，天气洁，地气明，阴气随，阳治化。	燥行其政，物以司成，其化成，其气削，其政肃，其令锐切，其动暴折疡疰，其德雾露萧慝，其变肃杀凋零，其谷稻黍，其畜鸡马，其果桃杏，其色白青丹，其味辛酸苦，其象秋，其虫介羽，其物壳络。	其经手太阴、阳明，其脏肺肝，其病喘喝胸凭仰息。	燥气流行，肃杀而甚，上应太白星。甚则上应荧惑星。收气峻，生气下，草木敛，生乃晚，苍乾凋陨，上应太白星。	肝木受邪。民病两胁下少腹痛，目赤痛眦疡，耳无所闻。肃杀而甚则体重烦冤，胸痛引背，两胁满且痛引少腹，上应太白星。甚则喘咳逆气，肩背痛，尻阴股膝髀腨胻足皆病，上应荧惑、太白。（收气峻下）病反暴痛，胠胁不可反侧，咳逆甚而血溢，太冲绝者死不治。

天干化五运规律总结：

（1）年干与岁运的对应规律可由歌诀记忆：甲己化土乙庚金，丁壬化木水丙辛，戊癸化火为五运，五运太少仔细分。

（2）年干与太过、不及的对应关系为：逢阳干（奇数位）的甲、丙、戊、庚、壬年为岁运太过之年，逢阴干（偶数位）的乙、丁、己、辛、癸年为岁运不及之年。

（3）太过、不及按阴阳转化的特点逐年更替，五运以五行相生的顺序周期循环。

二、主运、客运

在五运六气基础格局中，除了用以概括全年特征的"岁运"概念外，还有用以概括春、夏、长夏、秋、冬五个季节不同时段特征的"主运"与"客运"概念。主运描述不同季节的常规自然特征，客运说明不同季节的特殊自然特点，二者共同确定某一年份内某一季节的具体气候状况。

特别说明："主运"与"客运"反映的是季节与季节之间的差异。这一对概念并非直接源自《素问》运气七篇，而是由后世医家出于完善五运六气格局的目的，根据《素问》原文中的"五音太少"内容补充发展而来。由于"主运""客运"概念与"六气"格局下"主气""客气"概念高度相似，且对临床应用的指导作用不如"主气""客气"显著，故在通常的五运六气格局推演与分析中，这一部分的内容常常被忽略。

（一）铺垫概念——五音建运

五音即角、徵、宫、商、羽五音阶。如《素问·阴阳应象大论篇》记载：东方生风，风生木……在音为角；南方生热，热生火……在音为徵；中央生湿，湿生土……在音为宫；西方生燥，燥生金……在音为商；北方生寒，寒生水……在音为羽。五音与五方、五气、五行相配属。故在五运六气格局推演中，为了简化表达，常用角、徵、宫、商、羽五音指代木、火、土、金、水五运，以"太、少"指代"太过、不及"（"太"为太过、强盛、有余，"少"为衰少、弱小、不足）。这一做法称作"五音建运"。具体指代方式见表1-7。

表1-7　五音建运表

五运太少	木运不及	火运不及	土运不及	金运不及	水运不及	木运太过	火运太过	土运太过	金运太过	水运太过
五音太少	少角	少徵	少宫	少商	少羽	太角	太徵	太宫	太商	太羽

"五音建运"不止应用于主运、客运，也同样应用于岁运。如在《素问·六元正纪大论篇》中，将壬辰年的岁运（中运）记做"太角"，戊戌年的岁运（中运）记做"太徵"等。

(二)主运、客运的排布

五运格局下，与春、夏、长夏、秋、冬五个季节对应的阶段划分称作"五步"。每步七十三日零五刻，平分全年三百六十五日零二十五刻。每一步有一个主运与一个客运，依次称作初运、二运、三运、四运、终运。不同年份内的五步主运、客运均不相同，代表着同一年份内不同季节的气候差异和同一季节在不同年份中呈现的差异。

(三)主运

五步主运分别对应着五个季节的常规自然特征,其具体排布以年干为纲,见表1-8。

表1-8　主运排布表

年干	岁运(五音)	初运	二运	三运	四运	终运
甲	土运太过(太宫)	太角	少徵	太宫	少商	太羽
乙	金运不及(少商)	太角	少徵	太宫	少商	太羽
丙	水运太过(太羽)	太角	少徵	太宫	少商	太羽
丁	木运不及(少角)	少角	太徵	少宫	太商	少羽
戊	火运太过(太徵)	少角	太徵	少宫	太商	少羽
己	土运不及(少宫)	少角	太徵	少宫	太商	少羽
庚	金运太过(太商)	少角	太徵	少宫	太商	少羽
辛	水运不及(少羽)	少角	太徵	少宫	太商	少羽
壬	木运太过(太角)	太角	少徵	太宫	少商	太羽
癸	火运不及(少徵)	太角	少徵	太宫	少商	太羽

1. 主运排布推算方式　由表1-8可见,主运的排布呈现一定规律。

(1)五步主运始于属木、主风的角音,按季节递迁、五行相生的顺序依次经历属火主热的徵音、属土主湿的宫音、属金主燥的商音,终于属水主寒的羽音,年年如此、固定不变。

(2)同一年份内五步主运之间有"一太一少交错出现"

的规律,体现阴阳更替往复、动静循环不息的自然变化之道。这一现象称作"太少相生"。

(3)与岁运五行属性相同的某步主运,其"五音太少"与岁运"五音太少"也相同。

利用以上3条规律,可以由年干推算本年五步主运的排布。步骤为:①由年干推算岁运(方法见"天干化五运规律总结")。②由岁运的太少确定"同音"主运的太少。③由"太少相生"规律推求其余四步主运的太少。

这种由年干确定岁运,由岁运确定某一步主运,再由太少相生规律推得其余四步主运的方法就是五步推运。例如:己亥年,由口诀"甲己化土"可知该年岁运为"土运"。又"己"为阴干,故岁运为"土运不及",即"少宫"。则该年属土的第三步主运亦为"少宫"。由"太少相生"规律便知,其余四步主运分别为"少角""太徵""太商""少羽",见表1-9。

表1-9　己亥年主运推演表

己亥年				
①岁运:土运不及 = 少宫				
初运	二运	三运	四运	终运
角	徵	宫	商	羽
		②		
少角　←　太徵　←　少宫　→　太商　→　少羽				

2. 主运排布记忆方式

逢壬、癸、甲、乙、丙年,五步主运均如表1-10。

表1-10　壬、癸、甲、乙、丙年主运表

初运	二运	三运	四运	终运
太角	少徵	太宫	少商	太羽

逢丁、戊、己、庚、辛年,五步主运均如表1-11。

表1-11　丁、戊、己、庚、辛年主运表

初运	二运	三运	四运	终运
少角	太徵	少宫	太商	少羽

(四)客运

五步客运分别表示着五个季节的特殊自然特征,其具体排布以年干为纲,见表1-12。

表1-12　客运排布表

年干	岁运(中运)	初运	二运	三运	四运	终运
甲	土运太过(太宫)	太宫	少商	太羽	太角	少徵
乙	金运不及(少商)	少商	太羽	太角	少徵	太宫
丙	水运太过(太羽)	太羽	太角	少徵	太宫	少商
丁	木运不及(少角)	少角	太徵	少宫	太商	少羽

（续　表）

年干	岁运（中运）	初运	二运	三运	四运	终运
戊	火运太过（太徵）	太徵	少宫	太商	少羽	少角
己	土运不及（少宫）	少宫	太商	少羽	少角	太徵
庚	金运太过（太商）	太商	少羽	少角	太徵	少宫
辛	水运不及（少羽）	少羽	少角	太徵	少宫	太商
壬	木运太过（太角）	太角	少徵	太宫	少商	太羽
癸	火运不及（少徵）	少徵	太宫	少商	太羽	太角

1. 客运排布推算方式

由上表可见，客运的排布呈现一定的规律：

（1）每年的第一步客运与该年岁运完全相同。

（2）从初运到终运，五步客运按五行相生规律顺次排列。

（3）五步客运间的"太少相生"关系仅在"始于木（角音），终于水（羽音）"的一个五行周期内按相生顺序传递。

利用以上3条规律，可以由年干推算本年五步客运的排布。步骤为：①由年干推算岁运（方法见"天干化五运规律总结"），并由岁运确定第一步客运。②由第一步客运起，按五行相生规律顺次确定后四步客运的"五音"。③由第一步客运入手，在"木（角）→火（徵）→土（宫）→金（商）→水（羽）"顺序中按太少相生规律顺次确定"生我者"与"我生者"的五音太少。例如：己亥年，岁运为"土运不及"，即"少宫"。则该年第一步客运亦为"少宫"。按五行相生顺序，后四步客运五音依次为：商、羽、角、徵。依太少相生规律

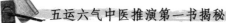

在"木(角)→火(徵)→土(宫)→金(商)→水(羽)"顺序中
的应用,可知"少宫"生"太商"、"太商"生"少羽"、生"少宫"
者为"太徵",生"太徵"者为"少角"。由此可以确定己亥年
五步客运依次为:少宫→太商→少羽→少角→太徵。如表
1-13。

表 1-13　己亥年客运推演表

己亥年
①岁运:土运不及＝少宫
初运　　二运　　三运　　四运　　终运
②少宫 ⟶ 商 ⟶ 羽 ⟶ 角 ⟶ 徵
③少宫 ⟶ 太商 ⟶ 少羽 ‖ 少角 ⟶ 太徵 ⟶ (③少宫)

2. 客运排布的记忆方式

(1)客运角、宫、羽三音太少永远相同,徵、商二音太少
永远相同。

(2)逢壬年、丁年,五步主运与客运排布完全一致(表1-
14,表1-15)。

表 1-14　壬年五步推运表

年干	岁运(中运)		初运	二运	三运	四运	终运
壬	木运太过(太角)	主运:	太角	少徵	太宫	少商	太羽
		客运:	太角	少徵	太宫	少商	太羽

表 1-15　丁年五步推运表

年干	岁运（中运）		初运	二运	三运	四运	终运
丁	木运不及（少角）	主运：	少角	太徵	少宫	太商	少羽
		客运：	少角	太徵	少宫	太商	少羽

（五）主客运交运时刻

主客运的交运时刻即全年三百六十五日零二十五刻分为五步的划分节点。每年大寒日起交初运,至春分后十三日交二运,至芒种后十三日交三运,至处暑后七日交四运,至立冬后四日交终运。

1. 主客运的速记歌诀

初大二春十三日,三运芒种十日晡,四运处暑后七日,五运立冬四日主。

随着年支的不同,各年初运的具体交司时刻略有差异,见表 1-16。

表 1-16　主客运逐年起运时刻表

主运	初运	二运	三运	四运	终运
交运时刻 节气 年支	大寒日	春分 后十三日	芒种 后十日	处暑 后七日	立冬 后四日
子、辰、申	寅初初刻起	寅正一刻起	卯初二刻起	卯正三刻起	辰初四刻起
丑、巳、酉	巳初初刻起	巳正一刻起	午初二刻起	午正三刻起	未初四刻起
寅、午、戌	申初初刻起	申正一刻起	酉初二刻起	酉正三刻起	戌初四刻起
卯、未、亥	亥初初刻起	亥正一刻起	子初二刻起	子正三刻起	丑初四刻起

2. 主客运的规律总结

(1)初运逐年依次推移三个时辰,其余四运起运时间随之后移。

(2)起运时刻四年一周期。子辰申年同,丑巳酉年同,寅午戌年同,卯未亥年同。

3. 日计时方法

刻即时刻,是古人用漏刻计时的方法。漏刻计时法将一昼夜分为 100 刻,夏至时白天 60 刻夜晚 40 刻,冬至时白天 40 刻夜晚 60 刻,春分、秋分昼夜平分各 50 刻。漏刻计时法的使用方法是:白天开始时将漏壶装满水,在水面上放置一根漂浮的带刻度的箭(铜牌),随着漏壶中水的下漏,箭慢慢下沉,从漏壶口读出各个时刻箭上的刻数,这样就得到了具体的时间。当夜晚来临时,不管漏壶中的水是否漏尽,都要重新加满水起漏。通常将一根箭的刻数在中间做上标记,如此一分为二,在报时时称为:昼漏上水几刻,昼漏下水几刻;夜漏上水几刻,夜漏下水几刻。

第三节　六　气

六气,指风、热、火、湿、燥、寒六种气候特征。在常规气候变化规律下出现,反映某一时段一般自然特征的叫作"主气";在独特气候变化规律下出现,反映某一时段特殊自然特征的叫作"客气"。综合考虑主气与客气特点,以确定某一时段的具体自然状况与发病情况的分析方式叫作"客主加临"。

一、铺垫概念——六气与六步

1. 六气

六气指"风、热、火、湿、燥、寒"六种气候变化。"六气"在以主气的形式反映不同季节常规特征时,其变化特点呈现出"五行相生"规律;在以客气的形式反映不同季节特殊特征时,其变化特点呈现出"阴阳消长"规律。因此,我们首先要知道"风、热、火、湿、燥、寒"这六种气候特征各自的阴阳属性与五行属性。

《素问·天元纪大论篇》云:"厥阴之上,风气主之;少阴之上,热气主之;太阴之上,湿气主之;少阳之上,相火主之;阳明之上,燥气主之;太阳之上,寒气主之。""在天为风,在地为木;在天为热,在地为火;在天为湿,在地为土;在天为燥,在地为金;在天为寒,在地为水。故在天为气,在地成形,形气相感而化生万物矣。"六气的阴阳属性和五行属性见表1-17,其中"热"与"火"五行属性均为火,以"君、相"区分。

表1-17 六气阴阳五行属性表

气候特征	风	热	火	湿	燥	寒
阴阳属性	厥阴	少阴	少阳	太阴	阳明	太阳
五行属性	木	君火	相火	土	金	水

将每种气候特征配合各自的阴阳五行属性后,便到了五运六气格局中完整的六气名称,即:厥阴风木、少阴君火、少阳相火、太阴湿土、阳明燥金、太阳寒水。

2. 六步

六气分主一年之内的六个时段。若将一年二十四节气按三阴三阳的属性分为 6 个阶段,则每个阶段历时 4 个节气(有六十天零八十七刻半),称为"一步"。第一步经立春、雨水、惊蛰、春分;第二步经清明、谷雨、立夏、小满;第三步经芒种、夏至、小暑、大暑;第四步经立秋、处暑、白露、秋分;第五步经寒露、霜降、立冬、小雪;第六步经大雪、冬至、小寒、大寒。

二、主气客气的排布

1. 主气

"主气"用来表示六步中每一步的常规气候特征。第一步主气:初之气,厥阴风木;第二步主气:二之气,少阴君火;第三步主气:三之气,少阳相火;第四部主气:四之气,太阴湿土;第五步主气:五之气,阳明燥金;第六步主气:六之气,太阳寒水。

因主气反映常规变化,故主气每年起于"厥阴风木",终于"太阳寒水",年年如此,恒定不变。(图 1-1)

主气排布的推算方式:

主气的排布整体上呈现五行相生的规律。即:初之气为"木",二之气、三之气为"火"(先君火、后相火),四之气为

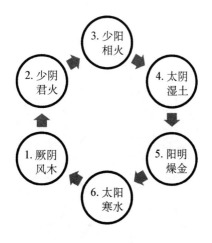

图 1-1　主气排布图

"土",五之气为"金",六之气为"水"。

2. 客气

"客气"用来表示六步中每一步的特殊气候特征。其中,排列于第三步的客气叫作"司天之气",排列于第六步的客气叫作"在泉之气",位于其余四步的客气叫作"间气"。"司天之气"整体影响上半年的气候变化。"在泉之气"整体影响下半年的气候变化。

客气的出现随年份(与地支变化相关)的不同而变化,犹如客之往来,每六年一循环。每年的司天之气可凭年支确定,即:"子午之岁,上见少阴;丑未之岁,上见太阴;寅申之岁,上见少阳;卯酉之岁,上见阳明;辰戌之岁,上见太阳;巳亥之岁,上见厥阴。"其余各气则按厥阴-少阴-太阴-少阳-

阳明-太阳-厥阴……的顺序前后顺次排列。（图 1-2－图 1-7）

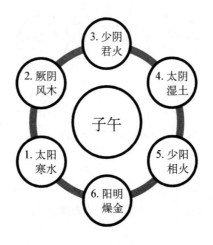

图 1-2　子年午年的客气排布图

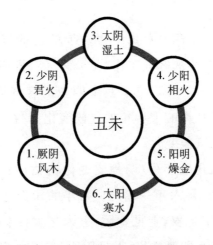

图 1-3　丑年未年的客气排布图

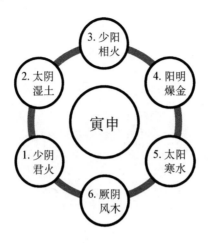

图 1-4　寅年申年的客气排布图

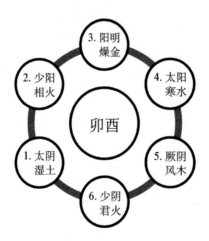

图 1-5　卯年酉年的客气排布图

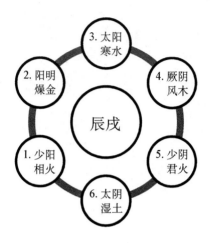

图 1-6 辰年戌年的客气排布图

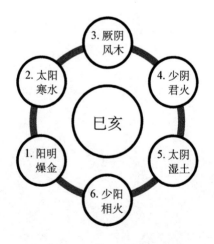

图 1-7 巳年亥年的客气排布图

3. 客主加临

客主加临,是将每年轮值的客气加临在固定的主气六步之上综合分析气候变化的一种方法。即将某年的主气与客气在每年六步所主时间相位上一一对应。把随年支而变的客气与固定不变的主气两者加临在一起,综合分析该年可能出现的气候特征,以把握该年实际气候变化的规律与特点。

如 2021 年辛丑年,"丑未之岁,上见太阴"。六气客主加临的格局如表 1-18。

表 1-18 辛丑年六气格局

六步	第一步	第二步	第三步	第四部	第五步	第六步
主气	厥阴风木	少阴君火	少阳相火	太阴湿土	阳明燥金	太阳寒水
客气	厥阴风木	少阴君火	太阴湿土（司天）	少阳相火	阳明燥金	太阳寒水（在泉）

除本篇所述的干支、五运、六气等基本概念之外,五运六气的基础格局还涉及五运三纪、五六相合、运气同化等相关概念,后文将逐渐介绍,以供了解。

中篇 《素问入式运气论奥》
硬核概念探析

五运六气是阐述自然、生命、疾病时空规律的一门理论,是中医理论体系的重要组成部分。据《全国中医图书联合目录》《医籍考》《中国中医古籍总目》《中国古医籍书目提要》等书记载,五运六气以完整、系统的面貌出现始于唐·王冰补进《黄帝内经》的七篇大论,然而唐代却鲜有言之者。现存王冰之后第一本论述五运六气的专著便是宋·刘温舒所著的《素问入式运气论奥》(以下简称《论奥》)。

　　本篇内容以《论奥》中的学术观点为主要研究对象,以明确《论奥》在五运六气理论发展中的继承、创新及学术影响为主要研究目标,以文献研究法为主要研究方法,在系统整理《黄帝内经·素问》运气七篇与《论奥》主体内容的基础上,综合运用简单枚举、科学归纳、逻辑分析、对比分析等方法,对《论奥》中的"五行""干支""五运""六气"四部分内容中重要观点的学术源流进行挖掘与梳理。其中,对《论奥》中已明确来源的学术观点,则不再进一步以"来源"为基础继续对该观点进行研讨分析。

　　1. 由本研究目标与方法确立的主要研究路线

　　(1)系统整理《素问》运气七篇内容,以"合并同类项"方式对五运六气基础概念进行专题总结并使之条目化。将整理结果作为《论奥》研究内容的对比标准。

（2）在整体对比《素问》运气七篇与《论奥》全书内容的基础上，将《论奥》中"论五行生死顺逆""论十干""论十二支""论交六气时日""论五天之气""论天地六气""论主气""论岁中五运"等核心基础概念集中、独特创新阐发明显的章节作为重点研究内容。

（3）在工作（1）与（2）的基础上，详细对比"五行""干支""五运""六气"等五运六气中的核心基础概念在《素问》运气七篇与《论奥》中的异同，并提炼、总结《论奥》在相关内容中的独特阐发。

（4）利用中国知网（CNKI）、读秀网、超星电子图书数据库、中华医典及校园图书馆等多种文献查询平台，通过文献考证、对比，梳理由工作（3）所确定的每种《论奥》学术观点的源流，以加深认识五运六气理论发展的重要节点。

（5）以当代学者的多学科研究方法、研究结论作为新视角、新思路，加深理解由上述研究工作所得的五运六气重要学术观点的真实内涵。

2. 通过以上研究方法及研究内容，本研究获得的主要研究结果

（1）《论奥》书中"形气相感"的世界观源自《素问·天元纪大论篇》原文，而"五材说"与"五时说"杂糅的阐发方式，并非《素问》运气七篇对五行的认知方式。《论奥》对"木、火、土、金、水"的具体解释直接源于东汉·班固《白虎通·五行》与东汉·许慎《说文解字》中的表达；《论奥》将"木、火、土、金、水"分别对应于"春、夏、长夏、秋、冬"的观点直接

源自王冰在《素问·六节藏象论篇》中的注释。《论奥》以"五材说"阐释"五行相生"的表达方式直接源自于隋·萧吉《五行大义·论相生》,以"五材说"阐释"五行相克"的表达方式源自《素问·宝命全形论篇》与《白虎通·五行》。"五材说"与"五时说"杂糅的阐发方式直接影响了后世学者对"五行学说"的认知。明·孙一奎所著《医旨绪余》、明代术数类古籍《三命通会》《子平精粹》以及1963年由福建中医学院编著的《运气图说》等著作,在阐发"五行学说"时均直接摘录引用了《论奥》原文。

(2)《论奥》以生命的生、盛、衰、亡循环过程释义"十干"的论述直接借鉴了东汉·郑玄对《礼记·月令》的注释;以生命在一年十二个月中的变化过程释义"十二支"的论述直接借鉴了唐·房玄龄等所著的《晋书·乐志》。对"干支"类似的认识方式可见于《说文解字》《史记·律书》《汉书·律历志》和现代五运六气教材、著作等。虽然在文字表述上略有差异,但以万物由微而盛、由盛而衰的变化过程释义干支的思想却一脉相承,代代沿袭。而当代学者从现代天文学角度对干支纪年的运气历法进行的研究认为:水星对地球的十种不同视运动状态是十天干的天文学背景;木星对地球的十二种不同视运动状态是十二地支的天文学背景。

(3)在对"天干化运"(十天干与岁运的对应关系)这一概念的认识上,《论奥》以《素问·五运行大论篇》原文为基础,综合王冰所著《玄珠密语》中的相关内容,明确了"五色天气-星宿坐标-干支配属-五运主事"的对应关系,并创造性地将文字描述绘制成"五天气图"。该图成为明代《类经图翼》《医学穷源集》《运气易览》,清代《脉诀汇辨》,现代《任应秋运气学说六讲》《中医运气学》《五运六气概论》等著作引用、模仿之典范。《论奥》所创的"五天气图"已成为五运六气理论最为经典的配图之一。这同时也说明了"以'五气经天'现象来说明'天干化运'原理"已成为学界内公认的解释方法。当代学者从现代天文学角度研究认为:金星的五种不同运动位置对地球的常规气候变化产生的调制作用是岁运五行属性的天文学背景;火星对地球所施加的作用机制与金星对地运动的影响叠加,是岁运产生太过、不及不同结果的天文学背景。

　　(4)《论奥》在"论岁中五运"一篇中所论述的主运、客运的相关概念、推算方法、交司时刻等内容,并非源自《黄帝内经》原文。就目前可见文献而言,"主运""客运"相关内容最早出处便是《论奥》。这一部分内容是《论奥》在《素问·六元正纪大论篇》所列"五音太少"的基础上对五运六气理论体系的补充与发展。《论奥》之后,岁中分"主运""客运"的思想与主客运的推算方式便流传开来。明·张介宾的《类经图翼》与明·汪机的《运气易览》对相关内容的论述皆是对《论奥》原文的直接引用(未注明引用出处)。当代"十一五"规划教材《中医基础理论》(曹洪欣主编)、"十二五"规划教材《中医运气学》、"十三五"规划教材《五运六气概论》等国家级规划教材与当代五运六气经典著作《任应秋运气学说六讲》等书均将"主运的推求方法"分为"五音建运""太少相生""五步推运"3部分内容讲解,其基本原理、方法与《论奥》所示之法一致。

（5）"厥阴风木""少阴君火""少阳相火""太阴湿土""阳明燥金""太阳寒水"这六个由六种气候特征配合阴阳五行组合形成的特定名词并非全部源于《素问》运气七篇原文。其中,"少阳相火"一词出自《素问·六元正纪大论篇》;"少阴君火"一词出自《玄珠密语·运符天地纪》;"太阳寒水"一词出自《玄珠密语·天运加临纪》;"厥阴风木""太阴湿土"与"阳明燥金"等词出自《论奥·论天地六气》。现代五运六气学界公认的完备"六气"具体概念首次完整的共同出现始见于《论奥》一书。

（6）在"六气起始日期"这一五运六气理论中具有争议的问题上,《论奥》以大寒作为初之气起始日、春分为二之气起始日、小满为三之气起始日、大暑为四之气起始日、秋分为五之气起始日、小雪为六之气起始日的观点并非源自《素问》原文,而是源于王冰对《素问·六微旨大论篇》中"其有至而至,有至而不至"一段的注释。同时,《论奥》对《素问·六元正纪大论篇》中的"正月朔日说"、王冰在《素问·六元正纪大论篇》与《素问·六节藏象论篇》中注释的"立春说"采取了"不置可否、不予提及"的态度。此后,在"六气起始日期"这一问题上,后世学者多以"大寒日"为准。《论奥》对"正月朔日说""立春说"与"大寒说"三种学说"偏取一家,独论大寒"的做法,或许对"大寒说"的广泛传播起到了较大作用。

(7)关于"六气起始日期"这一问题,本文建议在未来的研究中:①无论采取哪种研究方法,首先要明确运气七篇中"六气"的概念与内涵,避免在基础概念层面出现混淆与模糊;②以文献为基础的理论研究要明确标识文中各种理论观点的出处或证据,对古文献中观点的解读做到不断章取义,对多学科理论的借用做到言必有据、引必有依;③以数据为基础的统计研究要选定可以反映"六气"各自核心特征的要素作为观察对象,并说明核心观察指标的意义以明确其研究价值,尽力避免出现所观察、处理、分析的数据与所研究目标的理论内涵不相匹配的情况;④未来可从"正月朔日与六气起始点关系""疾病发病与六气主时关系""六气真实内涵与其主时关系"等多角度入手,对六气起始点进一步分析研究。

3. 本研究得出的研究结论

基于以上研究结果,本研究所得主要研究结论为:《论奥》在五运六气理论体系的构建与传承过程中作用重大、影响深远、地位重要。《论奥》在继承《素问》运气七篇核心思想与世界观的基础上,融合多部古代经典文献中的知识,为五运六气理论体系贡献了许多为后世所公认并通用的概念、观点、认知方式与理解方式,使学界形成了较为稳定的思维范式。而这一思维范式受其诞生时代的影响,既有优越性,又有局限性。这便需要我们未来在清晰准确的理论阐发前提下,用现代科学方法以严谨的科研思路与完善的知识体系链条对"假说"或"猜想"做出合理的证明。如此，才能确保五运六气这一传统学术内容能够在临床应用中发挥出最大价值。

第一章 知识背景拓展——两宋时期 五运六气的发展

五运六气的发展与中医学的发展河同水密,表里相依。中医学在经历了夏商周的早期实践、先秦的理论成型、三国前的整理提高、两晋南北朝的实践扩大、隋唐五代的集成发展等阶段后,在宋朝进入了中国医学史上一个全面大发展的阶段[①]。五运六气也自远古到周代的滥觞期、春秋战国时代的酝酿期、秦汉的奠立期、三国到初唐的隐传期后[②],在两宋步入了它的"芳华"时代。

第一节 五运六气在宋代 学术界内的流行

嘉祐二年(1057年),宋仁宗诏令建立"校正医书局",并择选林亿等通晓医术的儒臣校正《素问》《伤寒论》《金匮要略》《金匮玉函经》《针灸甲乙经》《脉经》《诸病源候论》《备急千金要方》《千金翼方》《外台秘要》等十部经典医籍[③]。被王

[①]李经纬.中医史[M].海口:海南出版社,2015.
[②]孟庆云.五运六气理论的发生演进与学术意义[C].北京:五运六气理论与临床应用研修班论文集,2017:1-7.
[③]李经纬.中医史[M].海口:海南出版社,2015:193-195.

冰补入了"七篇大论"的《素问》由林亿、孙奇、高保衡等校勘注释,孙兆改误后,更名为《重广补注黄帝内经素问》,成为后世刊刻传播《素问》的蓝本和依据。至此,运气七篇确定了"医经"的地位①,为五运六气理论广泛地传播与普及奠定了学术基础,逐渐开始有医家引用五运六气理论来诠释疾病。

一、沈括与《梦溪笔谈》

宋代正确评价和倡导五运六气理论者当首推沈括②。

1. 其人其书

沈括(1031－1095),字存中,今浙江杭州人,北宋著名科学家。《宋史》评其:"博学善文,于天文、方志、律历、音乐、医药、卜算无所不通,皆有所论著。"英国的中国科学史专家李约瑟博士称之为"中国整部科学史中最卓越的人"③。在他晚年所著的《梦溪笔谈》中,对风、霜、雷、雹、虹、海市蜃楼和陆龙卷风等天气现象都做了缜密精详、生动形象的记述④。

2. 学术特点及学者评价

沈括认为五运六气是自然之法则,医家治病必应通晓的道理。在其与苏轼合著的《苏沈良方》自序中曾写道:"五

---

①杨威,白卫国. 五运六气研究[M]. 北京:中国中医药出版社,2011:42.

②杨威,白卫国. 五运六气研究[M]. 北京:中国中医药出版社,2011:41.

③李经纬. 中医史[M]. 海口:海南出版社,2015:223.

④苏颖. 五运六气概论[M]. 北京:中国中医药出版社,2016:27.

运六气,冬寒夏暑,畅雨雷雹,鬼灵厌蛊,甘苦寒温之节,后先胜复之用,此天理也。"[①]在《梦溪笔谈·卷七·象数一》[②]中写道:"医家有五运六气之术,大则候天地之变,寒暑风雨,水旱螟蝗,率皆有法;小则人之众疾,亦随气运盛衰。今人不知所用,而胶于定法,故其术皆不验。"既充分肯定了五运六气理论的正确性,又批判了一味固执拘泥于运气格局、不知具体问题具体分析的错误做法。还提出"大凡物理有常有变,运气所主者常也,异夫所主者皆变也。常则如本气,变则无所不至,而各有所占,故其候有从、逆、淫、郁,胜、复、大过、不足之变,其法皆不同"。既着重表明了五运六气的客观性、真理性,又明确强调了要辩证地对待不同时空与条件下真理的不同表现形式,并进一步记载如下事例一则说明:

熙宁中,京师久旱,祈祷备至,连日重阴,人谓必雨,一日骤晴,炎日赫然。余时因事入对,上问雨期,余对曰:"雨候已见,期在明日。"众以谓:"频日晦溽,尚且不雨,如此旸燥,岂复有望?"次日,果大雨。是时湿土用事,连日阴者,"从气"已效,但为"厥阴"所胜,未能成雨,后日骤晴者,"燥金"入候,"厥阴"当折,则"太阴"得伸,明日运气皆顺,以是知其必雨。此亦当处所占也。若他处候别,所占亦异。其造微之妙,间不容发。推此而求,自臻至理。

这则验证五运六气理论的实例,反映了沈括理论联系

①(宋)沈括,(宋)苏轼. 苏沈良方[M]. 上海:上海科学技术出版社,2003;17.
②(宋)沈括著,侯真平校点. 梦溪笔谈[M]. 长沙:岳麓书社,1998.

实际、实事求是的治学思想。

关于沈括对五运六气的观点与应用方式，后世学者基本持肯定与赞扬的态度。任应秋先生认为，《梦溪笔谈》大篇幅总结了我国古代，特别是北宋时期自然科学所达到的辉煌成就，因此他所记载的运气实例可靠性大、观点正确、值得学习①；学者郑炜认为，沈括"太阴得伸而雨"的佔验，不仅说明了沈括尊重实际、尊重科学的态度，亦为具体说明运气学说实践意义提供了可贵史料②；学者彭少辉认为，沈括从自然本身发生的现象来说明自然，在许多重要的科学问题上得出了符合唯物主义的结论③。

在五运六气理论的发展进程上，学者徐仪明认为，由于沈括在政界和学界都有相当大的影响，他对运气学说的直接倡导，使此说遂骤然兴起④。杨威研究员同样认为，沈括在宋政府最高统治者面前成功运用五运六气理论解决了实际问题，促进了政府对五运六气理论的重视与推广⑤。

二、刘温舒与《素问入式运气论奥》

现存宋代最早论述五运六气的专著便是刘温舒所著的《素问入式运气论奥》（以下简称《论奥》）。

①任应秋．任应秋运气学说六讲［M］．北京：中国中医药出版社，2010：13．

②郑炜．沈括的医药学贡献初探［J］．浙江中医学院学报，1986，15(3)：26-28．

③彭少辉．沈括医学思想初探［J］．医学与哲学，2006，27(11)：57-58．

④徐仪明．数与宋明医易学［J］．复旦学报(社会科学版)，1998，40(6)：62-66，97．

⑤杨威，白卫国．五运六气研究［M］．北京：中国中医药出版社，2011：41．

1. 其人其书

刘温舒,宋代医家,履贯欠详①,著有《论奥》三卷。据温舒自序,他是北宋元符时人,官为朝散郎太医学司业②。《论奥》刊于公元1099年(宋元符二年),是一部专论运气学说的著作,共三卷。卷上阐述五运六气的基础知识,首列五运六气枢要图、六十年纪运图、十干起运诀、十二支司天诀等四图,后布五行生死顺逆、十干、十二支、纳音、六化、四时气候、交六气时日、日刻、六气标本、五行生成数等十论;卷中阐述五运六气的格局推演,有五天之气、五音建运、月建、天地六气、主气、客气、天符、岁会、同天符同岁会、南北政等十论;卷下以格局推演为主体,并用五运六气理论对生理、病理、治法做指导,有大小气运相临同化、纪运、岁中五运、手足经、胜复、九官分野、六十年客气、六病、六脉、治法及五行胜复论等十一论③。

2. 学术特点及学者评价

关于《论奥》的发端,日本学者冈本为竹认为:《素问》运气七篇的注解虽详,而气运之道十分深奥,后人仍难索解,故宋代刘温舒再据王冰次注,作此《论奥》一书,这是以推广王冰学说为目的的④。

①《中医大辞典》编辑委员会. 中医大辞典.医史文献分册[M]. 试用本.北京:人民卫生出版社,1981.

②[日]冈西为人. 宋以前医籍考[M]. 北京:人民卫生出版社,1958.

③杨威,张宇鹏,王国为,等. 五运六气精华类编[M]. 北京:中国古籍出版社,2017.

④[日]冈本为竹著,承为奋译. 运气论奥谚解 7 卷[M]. 南京:江苏人民出版社,1958.

对于《论奥》的评价,后世观点展现出颇多争议。持肯定意见者,如任应秋先生评价:他(刘温舒)根据《素问》七篇大论,分做 31 个专题解说,解说犹有未尽者,并辅以图,确为阐述运气学说最成系统而晓畅的专著,后来言运气的,无不以之为蓝本①。学者吕变庭认为,《论奥》根据《素问》七篇大论,分别用 29 图和 31 个专题来阐释运气学说的内容,此编写体例,无论是形式还是内容,都颇具创新价值②。杨威研究员认为,刘温舒《论奥》作为第一部系统解释五运六气理论的通俗著作,立论醇正、深入浅出、通俗晓畅,对后世影响较大。篇末分析了元丰四年辛酉(1081 年)的气候实况与运气推算间的异同,批驳了那种浅试不应随即否定的做法,示范性地讲解了运气淫郁胜复之理及具体运用方法,力求理论与实际的统一③。持否定意见者,如学者马坚认为,刘温舒"六气模式"即"司天在泉左右间气图"所表达的六气运动,是顺时方向的整体运动规律,有违于《素问》原意④。学者马锡明认为,对运气模式的阐述和曲解自王冰开始,经刘温舒、汪石山、张景岳等不同程度的曲解,提出一个又一个的新说,并且一个比一个复杂,最终令人无所适从,背离了《内经》"易用难忘"的出发点⑤。

①任应秋.任应秋论医集[M].北京:人民军医出版社,2008:191.

②吕变庭.运气学说与金代医学的发展[J].宋史研究论丛,2009.(10):237-254.

③杨威,白卫国.五运六气研究[M].北京:中国中医药出版社,2011.

④马坚.对"六气模式"的改造[J].成都中医学院学报,1994,17(1):9-13.

⑤马锡明.基于北京地区的气候变化探讨运气模式的科学内涵[D].北京中医药大学,2011.

纵观各位学者对《论奥》的评价及态度,我们发现,作为阐述五运六气的第一本专著,《论奥》在五运六气理论发展史中占据着极其重要的地位,而其展现的学术观点却充满争议。刘温舒及《论奥》一书充满着大量有待研究的空间。

三、陈无择与《三因极一病证方论》

有别于刘温舒的理论阐发,陈无择所著《三因极一病证方论》从临床实用的角度论述了运气病候、治法和所宜方剂①。

1. 其人其书

陈言,南宋医家,字无择,青田(今浙江青田)人。精于方脉,治病有显效。他将复杂的疾病按病源分为外因六淫、内因七情及不内外因三大类,每类有论有方,汇集医方千余,于淳熙元年(1174 年)年著成《三因极一病证方论》六卷②。

《三因极一病证方论》原题《三因极一病源论粹》,简称《三因方》。本书首叙医学总论,并将三因(内因、外因、不内外因)作为论述的重点③。该书第五卷中"五运论""五运时气民病证治""本气论""六气时行民病证治"等根据年干和岁支详细提出了五运太过、不及和六气司天所致病候,创造

---

①苏颖．五运六气概论[M]．北京:中国中医药出版社,2016:27.

②《中医大辞典》编辑委员会．中医大辞典·医史文献分册[M]．试用本.北京:人民卫生出版社,1981.

③《中医大辞典》编辑委员会．简明中医辞典[M]．北京:人民卫生出版社,1979.

性地提出了六十年甲子周期五运六气发病的具体治疗方药①。

2. 学术特点及学者评价

《三因方》中列五运方 10 首（苓术汤、麦门冬汤、附子山茱萸汤、牛膝木瓜汤、川连茯苓汤、苁蓉牛膝汤、黄芪茯神汤、白术厚朴汤、紫菀汤、五味子汤），六气方 6 首（静顺汤、审平汤、升明汤、备化汤、正阳汤、敷和汤），包括适应证、药物组成、剂型、剂量、炮制、煎服法及六气方在一年六步中的药物加减法以符合各步主客气之不同。五运方，临床表现取自《素问·气交变大论篇》，依据《内经》五（性）味理论制方；六气时行民病证治，临床表现取自《素问·六元正纪大论篇》，其制方则是在《内经》五味胜复理论的基础上，依据《素问·六元正纪大论篇》治则而设②。

杨威研究员认为，这种将运气治疗原则落实到具体方药的做法，丰富和发展了五运六气理论的治疗实践③。邹勇教授认为，陈无择所制运气方充分依据了《内经》运气理论和五味生克规律，是对五运六气理论临床应用的大胆突破，但具有明显的针对性和局限性，临床应用当详加辨析④。学者严世芸认为，如果从气象医学的角度去研究，而舍去其主岁主运方的胶泥机械方法，则对医者的临床制方用药很有

①苏颖.五运六气概论[M].北京:中国中医药出版社,2016:27
②④邹勇,周勇.三因司天方探源[J].山东中医药大学学报,2017,14(5):422-424.
③杨威,白卫国.五运六气研究[M].北京:中国中医药出版社,2011:43.

参考价值①。

总体而言,后世学者肯定了陈无择理论应用于实际的做法,同时对其仅依据年份直接组方用药的方法保留否定态度。

四、成无己与《注解伤寒论》《伤寒明理论》

成无己可以说是运用五运六气理论解释伤寒演变的第一人②。

1. 其人其书

成无己,宋金时期山东聊摄人。据钱超尘先生考证,成公生于北宋嘉祐末年(1063 年)或治平元年(1064 年)。因公元 1141 年淮河以北地区尽归金国所属,此年成公年七十有七,因聊摄已属金地,故称成公为金人。其著作《注解伤寒论》始撰于北宋建中靖国(1101 年)或崇宁初年(1102 年),刊行约在金皇统四年(1144 年);《伤寒明理论》四卷成书于 1142 年,其中包括《方论》一卷③。

《注解伤寒论》一书以王叔和撰次的《伤寒论》为蓝本,对《伤寒论》逐条进行注释,全书共十卷 22 篇④,五运六气内容列为首卷,陈于第一卷之前。首卷内容包括:二十四幅脉象图(南政三阴司天、在泉脉各三图;北政三阴司天、在泉脉

---

①严世芸.宋代医家学术思想研究[M].上海:上海中医学院出版社,1993:13.

②苏颖.五运六气概论[M].北京:中国中医药出版社,2016:27.

③钱超尘.中国医史人物考[M].上海:上海科学技术出版社,2016:224.

④严世芸.中医各家学说[M].北京:中国中医药出版社,2003:83-84.

各三图;南政阴阳脉交死四图;北政阴阳脉交死四图;南政寸尺脉反死两图;北政寸尺脉反死两图)、六幅病证图(三阳上下加临补泻病证三图;三阴上下加临补泻病证三图)、五运六气主病加临转移之图(及文字解释)、运气图解(文字)、释运气加临民病吉凶图(文字)、汗差棺墓总括歌(及文字解释)、运气加临五图等①。以图文结合的形式论述了五运六气与疾病的关系。

《伤寒明理论》一书前三卷从"发热"起至"劳复"止,分论五十症的发生机理、表现形式与辨别要点②。第四卷《诸汤方论》③引用《素问》原文阐释了《伤寒论》中的 20 首方剂(桂枝汤、麻黄汤、大青龙汤、小青龙汤、大承气汤、大柴胡汤、小柴胡汤、栀子豉汤、瓜蒂散、大陷胸汤、半夏泻心汤、茵陈蒿汤、五苓散、理中丸、四逆汤、真武汤、建中汤、脾约丸、抵当汤),几乎每首方剂下均有引自运气七篇中《至真要大论》的内容。

2. 学术特点及学者评价

成无己在注解《伤寒论》时,始终以《内经》五运六气理论为本,从五运六气格局来探讨伤寒疾病变化规律,研究气候与疾病之间的密切关系,认为疾病的发生转归与五运六气的变迁相关④。

---

①(汉)张机.注解伤寒论[M].北京:人民卫生出版社,1956:13-18.(作者当为宋代成无己)

②严世芸.中医各家学说[M].北京:中国中医药出版社,2003.83.

③(宋)成无己.伤寒明理论[M].北京:商务印书馆,1955.

④苏颖.五运六气概论[M].北京:中国中医药出版社,2016:27.

尽管有学者认为,成无己在对《伤寒论》中方剂进行注释时,大量引用的《素问》中的运气条文是断章取义式的,实际上已经脱离了运气学说的实质①,但我们仍当看到,成无己不但推动了《伤寒论》的研究和发展、促进了五运六气理论的实际应用,更反映了两宋时期五运六气理论对医家的广泛影响。

第二节 宋代政府对五运
六气的推行

宋王朝的多位皇帝,如宋太祖、宋太宗、宋仁宗、宋徽宗等均对医学的发展给予了特别的重视。尤其在宋徽宗时期,皇帝的倡导、政府的灌输、考试的约束以及各种渠道对运气知识的普及,使五运六气理论在全国医学界普遍推广开来。运气历法的颁行和药局司岁备物的工作,使五运六气理论不仅在医学界,而且在全国民众中得到畅行②。

一、官方运气书籍《圣济总录》

元符二年(1099 年)刘温舒著《运气论奥》专门论述五运六气并绘图说明,上之朝廷后,五运六气备受重视。宋徽宗赵佶在亲自主持编纂的、宋代最大的一部医方全书《圣济总录》中则专门对五运六气作了系统论述。

---

①张卫."五味"理论溯源及明以前中药"五味"理论系统之研究[D]. 中国中医科学院,2012.

②杨威,白卫国. 五运六气研究[M]. 北京:中国中医药出版社,2011:43.

1. 内容简介

《圣济总录》原名《政和圣济总录》,200 卷,是宋徽宗政和间(1111—1117 年)政府组织编纂,集全国著名医家,广泛收集民间验方,并出内府所藏秘方,历时 7 年编成的医学巨著,包括内、外、妇、儿、五官、针灸及养生、杂治等,分 66 门。

此书卷首便逐年分析运气,文图并见。其对运气的论述,是将六十年气运盛衰、客主加临等情况依次用圆图表示,中央为值年大运及其盛衰,外列客气司天、在泉、左右间气,更与主气六步对应起来,最外一圈为二十四节气,并以子、丑、寅、卯标记月份。在月份、节气与主气两圈之间,分六步注明各气位的气候特点和灾变,可一览而知该年六步六气的大致情况,所不能尽明者,图下复以文字说明,凡气运的淫郁胜复,气候的反常或灾害,疾病的病机、病候、证治要点,药食宜忌等一一详述。每年一图一文,六十图共成甲子一大周①。

2. 学者评价

杨威研究员认为,此书以六十年运气图说冠于全书卷首,其后方为疾病各论,充分表明宋政府对五运六气理论的高度重视;在学术层面,能详明甲子六十年的气化及论治,揭示胜复郁发规律,文末反复强调气运"虽有定数,犹有变焉",做到了在示范运气格局的同时,不忘知常以达变的重要性②。

学者于赓哲对《圣济总录》中的运气内容持批判态度。他认为,《圣济总录》为代表的官方医著用五运六气学说把

①②杨威,刘寨华,杜松,等．五运六气经典集粹[M]．北京:中国古籍出版社,2017:159.

六十年中的疾病都推算排列出来,是机械的退步,敕撰此书的宋徽宗本人强烈的道教思维可能是导致五运六气再度走向机械化的主要原因之一①。而据李经纬研究员考证,此书编成后,或未及印行便因战乱陷落于金人,至金代大定年间(1161－1189 年)始刊行于世,元大德(1297－1307)重校再印,该书才逐渐流传。因此,南宋医学家的著作没能引用该书之内容。不过,从此书宋徽宗御制序中所言:"朕作总录,于以急世用,而救民疾,亦斯道之荃蹄云耳。……御五行之数,运六气之化,以相天地,以育万物,至于反营魂而起当生者,岂细事哉,盖有来者焉。"我们仍然可以看出官方对五运六气学术思想的重视和推崇②。

二、官方指定医学教材《圣济经》

尽管《圣济总录》因战乱陷落金人之手,没能在宋朝得以推行,但与其同时期编纂问世的《圣济经》却成为宋政府指定的医学教材。

1. 内容简介

《圣济经》又名《宋徽宗圣济经》,由宋徽宗赵佶亲撰,成书于重和元年(1118 年)。全书共分 10 篇 42 章。主要内容以理学思想论述《内经》中有关阴阳、运气、摄生、脏腑、经

---

①于赓哲. 弥漫之气:中国古代关于瘟疫"致"与"治"的思维模式[J]. 文史哲,2016,58(5):126-138,168.

②李经纬. 中医史[M]. 海口:海南出版社,2015:207.

脉、病机等医理问题①。其中第五卷《正纪篇》专篇论述五运六气。

不同于《圣济总录》直接推演六十年运气周期,逐年分析、一图一文的形式,《圣济经》详细论述了五运六气的基础知识、理论枢要与格局推演。第一章《理贯三才》铺陈了阴阳造化之理贯通天(上)、地(下)、运气(中)的世界观;第二章《循常施化》在"气形上下,交通成和"的世界观下,描述了主客气六步推演,天符、岁会、同天符、同岁会等运气相合的基本格局;第三章《形精孚应》阐发了在"上应五星,内彻五藏"的五行系统下观五星颜色方位以判五行胜复的原理;第四章《政治权衡》从岁运太过不及、六气亢害承制以及运气相生相克等情况具体诠释了运气胜复的理论;第五章《生气资治》讲解了不同运气特点下岁谷、间谷气味损益的药食应用。

《圣济经》对五运六气的专篇论述,言简意赅,理切辞宏②。成书后,宋徽宗亲笔手诏:"颁行天下学校……令内外学校,课试于《圣济经》出题"。并令《圣济经》与《内经》《道德经》一样,遵博士训说,三书兼讲③。于此,五运六气理论以官方医学教育的形式广泛传播。

---

①《中医大辞典》编辑委员编. 中医大辞典·医史文献分册[M]. 北京:人民卫生出版社,1981:58.

②杨威,白卫国. 五运六气研究[M]. 北京:中国中医药出版社,2011:42.

③李经纬. 中医史[M]. 海口:海南出版社,2015:205.

2. 学者评价

清末著名藏书家陆心源在《刻圣济经序》①中写道:"今观其书,探五行之赜,明六气之化,文浅而意深,言近而旨远,可为读《素问》之阶梯,视南宋以后诸家,偏辞曲说,相去不啻霄壤……而十篇之中,固皆言之成理,无邪说存乎期间也……"

当代学者对《圣济经》中五运六气内容的研究并不多见。在中国知网分别以"圣济经"并含"运气","圣济经"并含"五运六气","圣济经"并含"五运","圣济经"并含"六气"等为主题词,全文献分类不设附加条件进行检索,共得论文3篇,然而其中并无与五运六气相关内容。关于《圣济经》中五运六气的内容,还有待研究与发掘。

三、国家医学考试试题集《宋太医局诸科程文格》

《宋太医局诸科程文格》是汇编宋代国家医学考试试题与答案的试题集。见于清代《四库全书》子部(医家类),录自明代《永乐大典》(明成祖命解缙等编纂)排纂之文,原为南宋嘉定五年(1212年)太医局"搜括近年合格程文,拔颖取尤",依"崇宁之制",分类汇集而成②。

据《四库全书总目提要》③记载,宋徽宗崇宁年间

---

①(宋)赵佶撰,(宋)吴瑋注,刘淑清点校. 圣济经[M]. 北京:人民卫生出版社,1990.

②杨威.《宋太医局诸科程文格》之五运六气探讨[J]. 现代中医药,2010,30(3):63-64.

③李经纬,孙学成编校. 四库全书总目提要·医家类及续编[M]. 上海:上海科学技术出版社,1992:100.

（1102—1106 年）国家医学考试分为三场。第一场考三经
（《素问》《难经》《脉经》）大义五道；第二场考方脉及临证、运
气各二道，针科、疡科考小经（《巢氏病源》《龙树论》《千金翼
方》）大义三道、运气二道；第三场考假令治病法三道。宋孝
宗淳熙年间（1174—1189 年）又增"墨义"考题一道。《四库
全书》共录考题墨义九道、脉义八道、大义三十七道、论方八
道、假令十八道、运气九道，整理编次为九卷。

1. 运气相关内容简介

《宋太医局诸科程文格》九卷各有五运六气考题 1 道，分
别为甲子、乙丑、丙辰、庚午、癸酉、癸丑、甲寅、甲戌、己巳年
"五运六气所在、所宜、处方为对"，答案均包括五运六气原
理概述、当年岁运六气特点及民病所宜药法、调一岁之方解
析，重点在于阐述阴阳气运之医理、揭示气运治疗用药之大
法。其要点为：先立其年以明五运六气，察其所在而施于药
物，调一岁过恣以正一辅二奇方，治六气之药依客气立法，
因病立方，随证命药，权通意使，为后世立法①。

此外，考察经文熟悉程度的墨义考题中，有 2 题分别出
于《素问》七篇大论的《五常政大论》《六元正纪大论》，题为
"治病者必明天道地理""太阳之政"；考察医理理解的大义
考题中，出于《素问》运气七篇大论者 11 道，分别为《至真要
大论》3 题、《五运行大论》2 题、《五常政大论》2 题、《六元正
纪大论》2 题、《六微旨大论》1 题、《气交变大论》1 题，另有

①杨威，刘寨华，杜松，等．五运六气经典集粹[M]．北京：中国古籍出版社，2017：
159.

《素问·阴阳应象大论》4题,《异法方宜论》《风论》《上古天真论》各1题,考题重视天地人与四时之气变化之理;假设病候疑难的假令考题,均以"目即节气"举例做答。

可见,《宋太医局诸科程文格》考察经义医理的考题涉及五运六气者较为突出,约占1/4题量,考察内容侧重于天地阴阳之理、四时之气变化以及一岁阴阳客主等,倾向"治病之工谨候岁宜,司岁之药必采暇日"①。

2. 学者评价

学者薛凤奎、刘海起等认为刘温舒《素问入式运气论奥》问世以后,宋政府出于维护封建统治的政治需要将已经被歪曲了的"运气学说",强行推广到医学中来,作为医学教育并考试的不可缺少的重要内容之一,这就使"运气学说"获得了空前的畸形发展,而十分盛行于宋代医界之中②。

在杨威研究员对《太医局诸科程文格》的研究中指出,出自其中的9首用药对应值年岁运、司天、在泉的正一辅二奇方与传播较广的《三因极一病证方论》五运时气民病证治系列之方有显著差别,其配伍规律与临床疗效尚待研究。但其"因病立方,贵达感受之本;随证命药,当明通变之宜"的态度与强调遣药制方不可拘泥,"要当随病机变态之宜,达权通意使之妙"的观点值得我们学习。

①杨威.《宋太医局诸科程文格》之五运六气探讨[J]. 现代中医药,2010,30(3):63-64.

②薛凤奎,刘海起,任翼,等. 中医学术思想史[M]. 沈阳:辽宁中医学院,1981:85.

尽管在学术层面，《太医局诸科程文格》中阴阳气运之医理、所宜遣方用药之法则，还需置于宋代中医发展的背景之中进一步展开研究工作，但观其考题分布与对五运六气的重视，足以佐证五运六气学说在宋代的普及与兴盛①。

四、官方运历、《和剂局方》

1. 官方运历

据《宋会要辑稿》②记载，宋徽宗于政和七年（1117 年）十月一日，将来年岁运历数诏告天下，使百姓通晓，预防疾病。

诏曰："昔我先后，先天而天弗远，后天而奉天时，其岁月日时无易，民用平康。今朕临观八极，考建五常，以天地日月星辰气运之数敷锡庶民，以待来岁之宜。惟尔万邦，率兹常典，奉若天道，钦厥时宪，保于有极，外薄四海，罔或不祗。政和八年戊戌岁运气，阳火太过，运行先天。太徵、少宫、太商、少羽、少角五气运行，各终期日。赫曦之纪，北政司天，相天之气，经于戊分。太阳司天，左间厥阴，右间阳明；太阴在泉，左间少阳，右间少阴。岁半之前，天气太阳主之；岁半之后，地气太阴主之。水土合德，上应辰星、镇星。寒化六，热化七，湿化五。木位为初气，大火为二气，相火位为三气，土位为四气，金位为五气，水位为终气，是为主气。初之气少阳相火主木位，二之气阳明燥金居火位，三之气太

---

①杨威.《宋太医局诸科程文格》之五运六气探讨[J]. 现代中医药,2010,30(3):63-64.

②刘琳,刁忠民,舒大刚校点. 宋会要辑稿 5[M]. 上海:上海古籍出版社,2014:2682.

阳寒水居火位,四之气厥阴风木居土位,五之气少阴大火居金位,终之气太阴湿土居水位,是为客气。戊火太过,赫曦之纪,戊①为太阳司天之政。太阳寒水,有以胜火。火既受制,其气适平。故曰:上羽与正徵同。盖火之太过为大徵,不及为少徵,平为正徵。以运推之,阴气内化,阳气外荣,炎暑施行,物得以昌。其气高,其性速,其收齐,其病痓。其谷麦豆,其畜羊彘,其果杏栗。其色赤白玄,其味苦辛咸,其藏心肺,其虫羽鳞。以气推之,天气肃,地气静,寒正大举,泽无阳焰。少阳中治,时雨乃涯。还于太阴,湿化乃布。寒湿之气,持于气交。岁半以前,民感寒气,病本于心。平以辛热,佐以甘苦,以咸泻之。岁半以后,民感湿气,病本于肾。治以苦热,佐以酸淡,以苦燥之,以淡泄之。一岁之间,宜食玄黅之谷,以全其真,以资化源,以助天气。无始暴过而生疾,是谓至治。"

此诏推演了政和八年(1118 年)的五运六气基本格局,阐发了次年气候、物候、病候特点及防治疾病的药食性味宜忌,于当年十月初一推行政令,孟冬颁行新历。这一诏命将五运六气在朝野内外、庙堂民间均推广开来,极大促进了运气理论与实践在宋朝的盛行。

2.《和剂局方》

《和剂局方》是宋代由政府创办的专营药物买卖的"和剂局"配制成药的处方集,于大观年间(1107—1110 年)宋

---

①戊:原文为"戊",据上下文语义更改。

徽宗下诏,太医令裴宗元、提辖措置药局陈师文、陈承等的主持下校正、编撰而成。公元 1151 年又经许洪校订,改名为《太平惠民和剂局方》颁行全国,是我国也是世界上最早的国家药局的成药处方集[①]。

据杨威研究员考证,宋政府颁行《和剂局方》令药局依气运司岁备物,在《和剂局方》中同一药物可依据四季不同气候条件与人体相应的生理条件差异而进行加减变化,或细定四时宜忌标准及四时配送汤饮[②],体现了宋政府对五运六气临床应用的重视与指导民生的倡导。但由于在《和剂局方》中并无专篇论述五运六气的内容,故在此不再详细讨论。

第三节 时代烙印对五运六气的学术影响

在漫长的历史长河中,中医学术的传承深受社会发展的影响,在五运六气的学术进程中也同样烙印着时代的特征。

一、五运六气的"两宋"特点

沈括的正向评价与灵活应用、刘温舒的专著论述与奥义阐发、宋徽宗的图文推演、陈无择的方药模型、成无己的

①李经纬.中医史[M].海口:海南出版社,2015:207.
②杨威,白卫国.五运六气研究[M].北京:中国中医药出版社,2011:42.

汇通伤寒,以及散在于各个医家著作中的观点引用展现出了运气学说在宋朝百花齐放、多姿多彩的生命活力。这样的生命力,源于五运六气所携带的宋朝独特的文化与科学基因。"两宋基因"在受到了如营养供给般的国家倡导与推广措施后,便表达出了当时当代鲜明的认知特点与思想特色。

宋金元400年间,尽管朝代几经更迭,但我国一直是世界上最富庶、社会文化科技高度发达的大国。经济基础决定上层建筑,宋朝政治局面的相对稳定、重视文官统治、经济发展繁荣、科技文化进步等成为医学发展的有利条件[①]。宋代中期以后,医学家受理学影响,认为"术为不可恃,而必推求其理"[②],开始由隋唐时期的"重视方书,精求妙药"转变为"重视理论,探求原理"[③]。运气学说正是在这一思想背景下开始盛行起来[④]。

作为天地自然造化之理与人体生命疾病变化关系的具体体现,五运六气在这一阶段正如"二七、二八天癸至"的芳华少年,既蕴含着蓬勃发展的朝气,又充满着无知稚嫩的懵懂。方兴未艾的理论阐发与照本宣科的实践应用并存。在尚未成熟的理解下,一些医家机械地套用,忽略病情医理和辨证施治,影响了临床疗效,使五运六气在一定程度上成为

①李成文.宋金元时期中医学发展特点及其对后世的影响[J].中国医药学报,2003,18(3):133-135+191.

②谢观.中国医学源流论[M].福建:福建科学技术出版社,2003:46.

③孟庆云.宋明理学对中医学理论的影响[J].中华医史杂志,2001,32(3):4-7.

④徐仪明.数与宋明医易学[J].复旦学报(社会科学版),1998,40(6):62-66,97.

"凭臆见以进退"的空玄之理。更有甚者走向问卜、算命的歧途,将"天人相应"的朴素唯物主义观点演变为宿命论,对宇宙事物采取了主观臆断和机械归类[①]。因此,运气学说即使在宋代,也是毁誉参半。如曾对解剖学发展做出重要贡献的泗州名医杨介,就讥议以运气学说指导治病施药,认为"视其岁气而为药石,虽仲景犹病诸也"[②];收北宋理学家程颢、程颐语录的《河南程氏遗书》[③]所载"观《素问》文字……其间只是气运使不得。错不错未说,就使其法不错,亦用不得。除是尧、舜时五日一风,十日一雨始用得。且如说潦旱,今年气运当潦,然而河北潦,江南旱时,此且作各有方气不同,又却有一州一县之中潦旱不同者,怎生定得?"表达了对运气学说的否定态度。

也正是有些医家流于程式化的简单套用方法减弱了五运六气理论对医疗实践的指导作用,才为后世(金元明清)的反思与创新埋下了伏笔[④]。

二、《素问入式运气论奥》研究概况

在五运六气理论蓬勃发展的宋代,作为"最成系统而晓畅"地阐述五运六气的第一本专著,《论奥》对后世五运六气学术观点的影响是巨大的,而当代我国学者对本书的研究

①李成文．宋金元时期中医学发展特点及其对后世的影响[J]．中国医药学报,2003,18(3):133-135,191.

②严世芸．宋代医家学术思想研究[M]．上海:上海中医学院出版社,1993:13.

③朱熹．河南程氏遗书(下)[M]．上海:商务印书馆．1935:289.

④杨威,白卫国．五运六气研究[M]．北京:中国中医药出版社,2011:41.

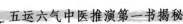

却并不充分。

截至 2019 年,经读秀网以"运气论奥"或"论奥"为主题词、不设附加限制条件检索,所得与《运气论奥》相关的著作共有四部。其中《运气论奥疏钞》《运气论奥谚解》与《运气论奥纂要全解》三部书的作者分别是日本学者松下见林、冈本为竹与闲流子,其内容均为日本学者对《论奥》一书逐条逐句地注说释义。仅《素问运气论奥校注》①一书由我国学者张立平所著,其主要内容则是对《运气论奥》一书的校注整理。

经中国知网全文献分类,以"运气论奥"或"刘温舒"为主题词,不设附加限制条件检索,得到自 1982 年至今发表的文章共 19 篇。其内容多为提及或引用。而以《论奥》书中的学术观点为目标做专门研究的论文,仅有 3 篇。其中,苏颖教授主要对《论奥》的图表表达方式、日月运行规律的解释、正化对化的强调、纳音法的解释、根据月建立五运之法等学术特点进行了整体总结和学术价值的正向评价,同时认为该书还有很多重要的观点值得深入研究②。与苏颖教授的研究类似,学者杨毓隽同样对刘温舒在《论奥》中所展现的学术观点进行了总结③。但二者均没有对《论奥》中学术观点的正误进行考评。学者马坚则对该书中"司天在泉左右

---

①(宋)刘温舒原著,张立平校注.素问运气论奥校注[M].北京:学苑出版社,2008.

②苏颖.刘温舒与《素问入式运气论奥》[J].吉林中医药,2014,34(1):12-14,73.

③杨毓隽.刘温舒对运气学说的贡献[J].浙江中医杂志,1994,29(10):437-439.

间气图"所模拟的六气运行模式针对性地提出了否定观点，但却没有在这一问题上对刘温舒学术观点的思想来源和后世影响进行梳理总结，也没有对本书中的其他内容提出类似见解①。

　　总之，对《论奥》一书的研究，目前还存在着本体观点研究不系统、学术源流研究不充分的问题。

①马坚．对"六气模式"的改造［J］．成都中医学院学报，1994，17（1）：9-13.

第二章 《论奥》五运六气硬核 概念的源流研究

五运六气理论是中医理论体系的重要组成部分,其以完整、系统的面貌出现始于唐·王冰补进《黄帝内经·素问》的七篇大论(简称"运气七篇"),然而唐代却鲜有言之者。

尽管有《玄珠密语》《天元玉册》《昭明隐旨》等书以"启玄子(王冰)"为名阐发与五运六气相关的内容,但后世学者多因"新校正"在注《重广补注黄帝内经素问》王冰序中所言:"详王氏《玄珠》,世无传者。今有《玄珠》十卷、《昭明隐旨》三卷,盖后人附托之文也……其《隐旨》三卷,与今世所谓《天元玉册》者正相表里,而与王冰之意多不同"而认为这些书目多为后人伪托之作。

据《医籍考》①记载,王冰之后另有《素问入式钤》(蓝氏,名缺)、《三甲运气经》(亡名氏)、《六甲天元运气钤》(赵从古著)、《五运六气玉锁子》(亡名氏)等相关著作,但均已亡佚而不可见。而据《全国中医图书联合目录》②《中国中医古籍总目》③《中国古医籍书目提要》④等书记载,现存王冰之后第

---

①[日]丹波元胤著;郭秀梅,[日]冈田研吉整理. 医籍考[M]. 北京:学苑出版社,2007.

②薛清录. 全国中医图书联合目录[M]. 北京:中医古籍出版社,1991.

③薛清录. 中国中医古籍总目[M]. 上海:上海辞书出版社,2007.

④王瑞祥. 中国古医籍书目提要[M]. 北京:中医古籍出版社,2009.

一本论述五运六气的专著便是宋·刘温舒所著的《素问入式运气论奥》(以下简称《论奥》)一书。

刘温舒,北宋哲宗文官朝散郎,任大医学司业,于北宋元符二年即公元1099年撰《论奥》三卷。该书阐述五运六气之理,解惑分图,推究五运六气的本源,是五运六气研究史上重要著作之一。作为宋代第一本论述五运六气的专著,《论奥》文字浅显易懂,论述言简意赅,可算作古代五运六气理论的"通俗读物",对后世影响颇深,是五运六气研究史上重要著作之一。

本书将对《论奥》中关于五运六气核心基础概念的"五行""干支""五运""六气"四部分内容进行研究,以求加深认识五运六气理论发展的重要节点、深刻理解五运六气理论的真实内涵,为五运六气的多学科验证与研究提供素材,为中医基础理论的解释与研究开拓思路。

关于本研究相关内容,需要说明的问题是:

(1)本研究所参考的《论奥》研究底本,为课题"刘温舒《素问入式运气论奥》研究"(中央级公益性科研院所基本科研业务费专项资金资助,YZ-1722)过程中,对《论奥》进行校勘、注释的版本,主校本为中国中医科学院图书馆藏本(《碧琳琅馆丛书》医书子目)复印件,参校本为学苑出版社2009年校注本。

(2)研究所主要参考的《黄帝内经·素问》版本为(唐)王冰次注;(北宋)林亿,高保衡等奉敕校正;(北宋)孙兆重改误;李云,邱浩,萧红艳重校. 重广补注黄帝内经素问

[M].北京:学苑出版社,2014.在正文中所引用《素问》原文与相关注释均出自这一版本,不再一一说明。

(3)辅助参考的《黄帝内经·素问》版本为:(唐)王冰撰.黄帝内经素问[M].北京:人民卫生出版社,1963.(俗称"梅花本")以及 田代华整理.黄帝内经素问[M].北京:人民卫生出版社,2005.

(4)在研究的前期准备过程中,主要以《黄帝内经素问运气七篇讲解》①《任应秋运气学说六讲》②《中医运气学》③《五运六气概论》④《五运六气研究》⑤等运气学专著为参考对五运六气理论进行学习与研究。

(5)在研究的初期,主要以《运气论奥谚解》⑥为主要参考对《论奥》内容进行辅助梳理。

(6)关于《论奥》之前的五运六气著作,尽管"新校正"认为《玄珠密语》《天元玉册》等书为后人伪托王冰之作,但因其作者不考、结论难定,故在对《论奥》学术观点渊源考证时,暂时默认《玄珠》《玉册》等书为王冰之作,不再对这一问题开展论述。

---

①方药中,许家著.黄帝内经素问运气七篇讲解[M].北京:人民卫生出版社,2007.

②任应秋.任应秋运气学说六讲[M].北京:中国中医药出版社,2010.

③苏颖.中医运气学[M].北京:中国中医药出版社,2009.

④苏颖.五运六气概论[M].北京:中国中医药出版社,2016.

⑤杨威,白卫国.五运六气研究[M].北京:中国中医药出版社,2011:42.

⑥[日]冈本为竹编著,承为奋译.运气论奥谚解 7 卷[M].南京:江苏人民出版社,1958.

第一节 《论奥》论五行——纳《素问》为源,取百家以用

"五行"是五运六气理论的重要基石概念,其"相生关系"是运气格局推演的核心思维,其"相克关系"是运气格局分析的重点内容。《论奥》首篇便开门见山地对这一基础概念展开论述,从"形气相感而化生万物"的世界观思想入手,通过阐明五行所主方位、所应季节、用字含义等内容逐步解释了五行的性质及生克关系原理。其学术渊源则是在以《素问》观点为核心的基础上,兼容《白虎通》《说文解字》《春秋元命苞》《五行大义》等多部著作观点。

一、开宗明义的基础观点——世界观"形气相感",学术观"素问为基"

《论奥》首篇"论五行生死顺逆"首段直接对世界的构成做出了探讨,即认为世界是物质性的整体,是天之五行"寒、热、燥、湿、风"轻清无形之气与地之五行"金、木、水、火、土"重浊有形之质交互作用的结果。"形"与"气"在各自有规律的运动过程中相互影响而使物质世界产生无穷变化。由此,世间万物都在彼此关联的运动中不断发展着。

《论奥》此段原文"五行相生相克,其理昭然……在天则为气,寒、暑、燥、湿、风。在地则成形,金、木、水、火、土;形气相感而化生万物,此造化生成之大纪也。"直接脱胎于《素问》运

气七篇(以下简称"运气七篇")中《天元纪大论》原文——"神在天为风,在地为木;在天为热,在地为火;在天为湿,在地为土;在天为燥,在地为金;在天为寒,在地为水。故在天为气,在地成形,形气相感而化生万物矣"。

这种在全书首篇、首段便化裁运气七篇的落笔方式,除了开宗明义地铺陈五运六气世界观思想之外,亦直接突出了《论奥》以《素问》为基础进行发挥创新的学术特征。

二、《论奥》对五行的阐发——兼百家之言,糅"时""材"双说

在对五行的论述中,《论奥》以五种自然物质的特性论述五行生克,同时又以五个季节的气候物候特征来解释五行特质。这种将"五材说"与"五时说"杂糅的阐发方式,在运气七篇中却并不可见。而如何认识"五行"与"五行生克",是明确清晰地理解五运六气理论最重要的问题之一。因此,以下将从 5 个方面进行探讨。

(一)运气七篇的"五行"内容——五候替五时,五材未见踪

通过对《内经》原文的整理与归纳,笔者发现运气七篇中明确涉及"五行"概念的论述共有 6 类,整理见表 2-1。

可以发现,运气七篇对五行的论述,主要体现在对"风、热、湿、燥、寒"五种气候现象的认识上。尽管在《五运行大论》《气交变大论》与《六元正纪大论》等篇中均有将五行与不同季节出现的气候特征匹配的描述,但如《论奥》首篇中直接将五行与五季对应,明言"木应春""火应夏""金应秋"

表 2-1 运气七篇中对五行的论述

论述内容	原文列举	所在篇章
1 具有五行属性的事物分类	"神在天为风,在地为木;在天为热,在地为火;在天为湿,在地为土;在天为燥,在地为金;在天为寒,在地为水。" "其在天为热,在地为火,在体为脉,在气为息,在藏为肝。"	《天元纪大论》《五运行大论》
2 以气候特征、物化现象解释五行	"神在天为风,在地为木……其性为暄,其德为和,其用为动,其色为苍,其化为荣……" "东方生风,风生木,其德敷和,其化生荣,其政舒启,其令风,其变振发,其灾散落……"	《五运行大论》《气交变大论》
3 十天干对应的五行	"土主甲己;金主乙庚;水主丙辛;木主丁壬;火主戊癸"	《五运行大论》
4 五运太过、不及之岁的表现	"岁木太过,风气流行,脾土受邪,民病飧泄食减……" "岁火不及,寒乃大行,长政不用,物荣而下……"	《气交变大论》
5 五运郁极的自然表现、人体表现与五郁治法	"土郁之发,岩谷震惊,雷殷气交……民病心腹胀,肠鸣而为数后……" "木郁达之,火郁发之,土郁夺之,金郁泄之,水郁折之"	《六元正纪大论》
6 五行主位的五味补泻法	"火位之主,其泻以甘,其补以咸" "金位之主,其泻以辛,其补以酸" ……	《至真要大论》

"水应冬""土应于长夏"的"五时说"观点,在运气七篇中却并未出现,而"五材说"的思想在七篇中更是未见其踪。

(二)《论奥》"五时说"的学术渊源——王许班三氏互补

《论奥》中以五季配应五行的"五时五行说"除了直接将五行与五季对应外,还以万物随阳气而生长、随阴气而收敛阐发"木"与"金"的性质。其原文分别为:

(1)"木应春""火应夏""金应秋""水应冬""土应于长夏"。

(2)"木之为言,触也,冒也。阳气触动,冒地而生也""金之为言,禁也。阴气始,禁止万物而揪敛"。

关于《论奥》中五行与五季对应方式的思想来源,通过对现存文献的考证可以发现,早在春秋时期的《管子·五行》①篇中"日至,睹甲子木行御……然则冰解而冻释,草木区萌,赎蛰虫卵菱。春辟勿时,苗足本……七十二日而毕。睹丙子火行御……然则天无疾风,草木发奋,郁气息,民不疾而荣华蕃。七十二日而毕。睹戊子土行御……然则天为粤宛,草木养长,五谷蕃实秀大,六畜牺牲具……七十二日而毕。睹庚子金行御……然则凉风至,白露下……然则昼炙阳,夕下露,地竞环,五谷邻熟,草木茂实,岁农丰年大茂。七十二日而毕。睹壬子水行御……然则羽卵者不段,毛胎者不赎,孕妇不销弃,草木根本美。七十二日而毕。"就已经体现出将五行配于五季的思想。而最早明确将五行直接配

---

① (唐)房玄龄注,(明)刘绩补注,刘晓艺校点. 管子[M]. 上海:上海古籍出版社,2015.

属于五季的描述出现于西汉·董仲舒所著《春秋繁露·五行对》[①]中"天有五行,木火土金水是也。木生火,火生土,土生金,金生水。水为冬,金为秋,土为季夏,火为夏,木为春。春主生,夏主长,季夏主养,秋主收,冬主藏"一段。

尽管诸多学者采取"季夏"与"长夏"同义的观点,但在汉代以前的非医学文献中并没有出现"长夏"一词[②]。直到王冰在对《素问·六节藏象论篇》中"春胜长夏,长夏胜冬,冬胜夏,夏胜秋,秋胜春"一句的注释中提到"春应木,木胜土;长夏应土,土胜水;冬应水,水胜火;夏应火,火胜金;秋应金,金胜木……所谓长夏者,六月也,土生于火,长在夏中,既长而王,故云长夏也"。才将五行之"土"与意指六月的"长夏"对应起来。

同时,由于《论奥》在"论六化"一篇中对长夏的解释为"长夏,谓六月也。土生于火,长在夏中,既长而王。"与上述王冰注释的表达几乎一致。由此可以合理猜测,《论奥》中"木应春""火应夏""金应秋""水应冬""土应于长夏"的观点直接秉承于王冰的论述。

而"木之为言,触也,冒也。阳气触动,冒地而生也""金之为言,禁也。阴气始,禁止万物而揪敛"的观点则应是分别综合了东汉·班固《白虎通·五行》[③]与东汉·许慎《说文

①(汉)董仲舒. 春秋繁露·上[M]. 北京:中华书局,1975.

②张效霞,张鹏. 五行配时空的演变过程及其原理溯源[J]. 中医文献杂志,2003,21(4):16-18.

③班固. 白虎通[M].1-2 册. 北京:中华书局,1985.

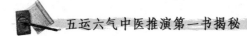

解字》①中的表达,原文对比整理见表2-2。

表2-2 《论奥》"五时说"释义五行与所参考文献内容对比

《论奥》原文	参考内容	体现思想
木 木之为言,触也,冒也。阳气触动,冒地而生也	"木之为言,触也,阳气动跃,触地而出也"——《白虎通·五行》 "木,冒也,冒地而生,东方之行"——《说文解字》	五时说
金 金之为言,禁也。阴气始,禁止万物而揪敛	"金在西方,西方者,阴始起,万物禁止,金之为言禁也"——《白虎通·五行》	五时说

由以上内容总结,《论奥》中的"五时五行说"观点应直接来自于王冰、班固与许慎等人的论述。

(三)《论奥》中"五材说"的学术渊源——汉隋唐多朝共参

《论奥》中以五种自然物质特性类比五行的"五材五行说"具体见于:

"火之为言,化也,爩也""水之为言,润也。阴气濡润,任养万物也""土之为言,吐也。含吐万物,将生者出,将死者归,为万物家"等释义五行之"火""水""土"三处与"钻木作火,木所生也""火得水而灭""金得火而缺"等论述五行生克之处。

---

① (汉)许慎著,张三夕导读,刘果整理. 说文解字[M]. 注音版. 长沙:岳麓书社,2006.

1. 以"五材"释义"五行"

关于"五材五行说"的思想来源,从现存文献考证,"五行"一词最早见于先秦时期著作《尚书·洪范》[①]中的记载:"五行:一曰水,二曰火,三曰木,四曰金,五曰土。水曰润下,火曰炎上,木曰曲直,金曰从革,土爰稼穑。润下作咸,炎上作苦,曲直作酸,从革作辛,稼穑作甘"。尽管有自然科学史学者从历法演变的角度考证认为,此处的"五行"指的是以"水、火、木、金、土"命名的十月历历法(一年十个月,每月 36 天)[②],但这种观点并没有合理的解释以"水、火、木、金、土"来命名月历以及此处五行排列顺序的原因。而《洪范》原文对五行的解释"滋润、下达;炎热、向上;屈曲、伸直;剥切兽皮;种植收获作物"则完全是对流水、火焰、树木、金属、土壤五种基本物质的形容。且其后"咸、苦、酸、辛、甘"五味则是从味觉体验对"海水、火烧焦的物品、树上初结的果实、类似刀具刑伤的痛觉、五谷瓜果"的描述[③]。因此,我们认为以五种基本物质的性质解释五行的"五材说"思想早在《尚书》中就已存在。

在《论奥》"五材"思想的表达方式中,关于五行释义的部分,《论奥》同样应是借鉴了《白虎通》《说文解字》《春秋元命苞》等著作的内容,原文对比整理如下,见表 2-3。(关于

---

①(汉)郑玄注,(宋)王应麟辑,(清)孔广林增订. 尚书郑注[M]. 上海:商务印书馆,1937.

②陈久金. 阴阳五行八卦起源新说[J]. 自然科学史研究,1986,5(2):97-112.

③贺娟. 论五行学说的起源和形成[J]. 北京中医药大学学报,2011,34(7):437-440,447.

五行生克的部分将在下文集中讨论,此处暂略)。

表2-3 《论奥》"五材说"释义五行与所参考文献内容对比

	《论奥》原文	参考内容	体现思想
火	火之为言,化也,燧也。阳在上,阴在下,燧然盛而变化万物也	"火在南方,南方者,阳在上……火之为言化也,阳气用事,万物变化也"——《白虎通·五行》 "火,燧也,南方之行,炎而上"——《说文解字》	五材说
水	水之为言,润也。阴气濡润,任养万物也	"水位在北方,北方者,阴气在黄泉之下,任养万物"——《白虎通·五行》 "水之为言,演也。阴化淖濡,流施潜行也"——《春秋元命苞》①	五材说
土	土之为言,吐也。含吐万物,将生者出,将死者归,为万物家	"土主吐含万物,土之为言,吐也……土者最大,苞含物,将生者出,将归者入,不嫌清浊为万物家"——《白虎通·五行》 "土,地之吐生物者也"——《说文解字》	五材说

2. 以"五材"论述"生克"

关于五行生克的文献学记载,尽管有学者将春秋时期《管子》诸篇中多处呈现的木、火、土、金、水的排列次序视为五行相生思想最早的体现,同时根据《逸周书》《左传》等先秦著作中"陈彼五行必有胜""水、火、金、木、土、谷,谓之六府"等描述以及战国时期邹衍提出的"五德终始说"将五行相克理论的形成定位在春秋末期或战国初期②,但最早明确

---

①安居香山,中村璋八.纬书集成[M].石家庄:河北人民出版社,1994.12.

②贺娟.论五行学说的起源和形成[J].北京中医药大学学报,2011,34(07):437-440.

而系统地对描述五行生克关系的是西汉·董仲舒所著《春秋繁露》①。具体见于《春秋繁露·五行之义》篇中"天有五行：一曰木，二曰火，三曰土，四曰金，五曰水……木生火，火生土，土生金，金生水，水生木，此其父子也。"《春秋繁露·五行相生》篇中"天地之气，合而为一，分为阴阳，判为四时，列为五行……五行者，五官也，比相生而间相胜也。"《春秋繁露·五行相胜》篇中"木者，司农也……故曰金胜木。火者，司马也……故曰水胜火。土者，君之官也……故曰木生土。金者，司徒也……故曰火胜金。水者，司寇也……故曰土胜水。"

但与《春秋繁露·五行相生》篇与《春秋繁露·五行相胜》篇以社会人事中五种官职的互相配合、制约来解释五行生克的论述不同，《论奥》主要采取"五材五行说"对五行生克进行阐发，具体见于"水流趋东以生木也""钻木作火，木所生也""披沙拣金，土所生也""水西而冬，金所生也""火得水而灭""木得金而伐"等处。

与《论奥》相同以"五材说"解释五行相生思想的描述可见于隋·萧吉《五行大义·论相生》②中"木生火者，木性温暖，火伏其中，钻灼而出，故木生火；火生土者，火热故能焚木，木焚而成灰，灰即土也，故火生土；土生金者，金居石依山，津润而生，聚土成山，山必生石，故土生金；金生水者，少阴之气润泽，流津销金亦为水，所以山云而从润，故金生水；

---

① (汉)董仲舒．春秋繁露·上[M]．北京：中华书局，1975．
② (隋)萧吉撰，马新平、姜燕点校．五行大义[M]．北京：学苑出版社，2014．

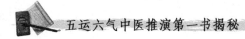

水生木者，因水润而能生，故水生木也”一段。

而有关《论奥》本节对五行相克“由朴素认识抽象到哲学思辨”的论述则可在《素问·宝命全形论篇》与《白虎通·五行》篇中分别见到完全相同的相克关系描述与思想同源的相克原理阐发。原文对比整理如下，见表2-4。

表2-4 《论奥》释义五行与所参考文献内容对比

《论奥》原文	强可攻弱，土得木而达；实可胜虚，水得土而绝；阴可消阳，火得水而灭；烈可敌刚，金得火而缺；坚可制柔，木得金而伐
《宝命全形论》	木得金而伐，火得水而灭，土得木而达，金得火而缺，水得土而绝，万物尽然，不可胜竭
《白虎通·五行》	众胜寡，故水胜火也；精胜坚，故火胜金；刚胜柔，故金胜木；专胜散，故木胜土；实胜虚，故土胜水也

由以上内容总结，《论奥》中“五材五行说”的学术渊源应主要为《白虎通》《说文解字》《春秋元命苞》《五行大义》与《素问·宝命全形论篇》。

三、《论奥》论五行的学术影响与思考——意不独取，法不强求

《论奥》对五行的认识与论述对后世影响颇深。在明·孙一奎所著《赤水玄珠》续篇《医旨绪余》①“问五行金木水火土之义”一篇中，以“水之为言，润也。阴气濡润，任养万物

---

①孙一奎撰，凌天翼点校. 赤水玄珠全集[M]. 北京：人民卫生出版社，1936.

也。火之为言,化也。阳在上,阴在下,煴然盛而化生万物也。木之为言,触也。阳气触动,冒地而生也。金之为言,禁也。阴气始,禁止万物而揪敛。土之为言,吐也。含吐万物,将生者出,将死者归,为万物家。"一段释义五行,虽然原书表示此段为"《素问》运气曰",但实则为《论奥》内容的直接摘录。

在福建中医学院于1963年编著与出版发行的《运气图说》①一书第四章第一节《五行相生》中,直接引用《论奥》本节第2到第6段释义五行内涵与五行相生的内容以说明"五行在自然环境中,具有生化的指导作用,形成不变的规律"(原文有标识出处)。

其余如明代《三命通会》②《子平精粹》③等术数类古籍均在《论五行生克》等章节中对《论奥》本节内容全文照搬,因此类书籍内容并非中医学理论体系范畴,故不于此展开,但足见《论奥》影响之深远。

而近年五运六气学界对五行的认识,转以"五时说"为主流观点,对"五材说"的态度愈发淡漠。如任应秋先生在《任应秋运气学说六讲》④中指出:"用木、火、土、金、水五行来说明一年五个季节的基本特性就是名为五运的基本意义所在。"苏颖教授在其主编的全国"十二五"规划教材《中医

---

①福建中医学院.运气图说[M].福建中医学院科研所.福建省中医研究所,1963.

②(明)万明英撰,陈明释.三命通会·上[M].北京:中医古籍出版社,2008.

③(明)张楠.子平精粹4·神峰通考命理正宗[M].北京:华龄出版社,2010.

④任应秋.任应秋运气学说六讲[M].北京:中国中医药出版社,2010.

运气学》①与"十三五"规划教材《五运六气概论》②中均表示"五行与四季的关系是春温属木、夏热属火、秋燥属金、冬寒属水,所以五运实质上概括了一年四季的气候变化特征。"郝万山教授③与贺娟教授④则均以四时五季正常气候的轮回递转解释五行相生,即认为春温由冬寒蓄积能量(水生木)、冬寒由秋燥提供前提(金生水)、秋燥由长夏湿逐渐过渡(土生金)、长夏湿由夏热平稳变生(火生土),夏热由春温创造条件(木生火)。

尽管五行的内涵、自然界事物的五行属性与五行相生等内容均可以用五时的气象、物候特征做出近乎完美的解释,但"五时说"观点却不能对"五行相克"关系做出完全合理的阐发。如若以气候特征之间的互相制约论述五行相克,则有水克火即是寒对热的制约、火克金即是热对凉(燥)的制约、金克木即是凉(燥)对温(风)的制约、木克土即是温(风)对湿的制约、土克水即是湿对寒的制约。这种解释首先并不完全契合于自然现象(如"湿"对"寒"的制约),其次如寒与热、温与凉之间更应是双向的"对立制约"关系,而非单向"克制"。故"五时五行说"亦不能完全合理解释五行生克关系。

而被普通高等教育"十一五"国家级规划教材《中医基

---

①苏颖.中医运气学[M].北京:中国中医药出版社,2009.

②苏颖.五运六气概论[M].北京:中国中医药出版社,2016.

③郝万山.关于五行的讨论[J].北京中医药大学学报,2009,32(1):8-11.

④贺娟.论五行学说的起源和形成[J].北京中医药大学学报,2011,34(7):437-440.

础理论》①主要采取的"五材说"在解释五行特性与五行相生等问题时则面临着指代不清与牵强附会的问题。

可见，单纯采取"五时说"或"五材说"中某一观点解释五行内涵与生克关系均面临着无法全面、合理解释所有内容的矛盾。因此，笔者认为在未来对五行学说内涵的理解或许应当如《论奥》般从"五材说""五时说"以及术数推演、哲学思辨等多角度、多层面深入研究与发掘，并在面对不同领域、不同层次、不同客观对象的问题时灵活运用不同思考方式以达到内在逻辑的清晰顺畅，反而不必追求以唯一的理解方式对整个五行学说的内容做出统一的解释。正如英国物理学家史蒂芬·霍金所言："我们要描述宇宙，可能只好在不同的情形下用不同的理论。每一种理论也许都拥有它自己的关于实在的版本。但这些理论在它们都能适用之处，只要它们的预言一致，那就可以被接受……物理学家原先希望创造一个单一的理论，把我们宇宙的表观定律解释成一些由寥寥几个简单假设所能推出的唯一结果，这种希望也许必须被抛弃"②。

第二节 《论奥》论干支——天体运行为其本，象形声意化其文

"干支"是五运六气理论体系中标记时间的基本符号，

①孙广仁．中医基础理论[M]．北京：中国中医药出版社，2007．

②斯蒂芬·霍金，列纳德·蒙洛迪诺．大设计[M]．长沙：湖南科学技术出版社，2011．

也是五运六气格局推演的运算工具。《论奥》在第二节"论十干"、第三节"论十二支"等篇对"干支"内容进行了系统论述。具体内容为从时间、方位、五行、阴阳属性与自然物候特征等方面释义"十干""十二支"。而其释义干支的角度与内容，在《素问》中并不可见，主要源自《礼记·月令》与《晋书·乐志》。

一、运气七篇的"干支"内容——标识时间为本源，阐发生机总未见

在运气七篇中与"干支"相关的主要内容共有 4 处。

第一处为《天元纪大论》中："甲己之岁，土运统之；乙庚之岁，金运统之；丙辛之岁，水运统之；丁壬之岁，木运统之；戊癸之岁，火运统之……子午之岁，上见少阴；丑未之岁，上见太阴；寅申之岁，上见少阳；卯酉之岁，上见阳明；辰戌之岁，上见太阳；巳亥之岁，上见厥阴"。

第二处为《五运行大论》中："土主甲己；金主乙庚；水主丙辛；木主丁壬；火主戊癸。子午之上，少阴主之；丑未之上，太阴主之；寅申之上，少阳主之；卯酉之上，阳明主之；辰戌之上，太阳主之；巳亥之上，厥阴主之"。

以上两处所表达内容相同，均是将干支作为纪年符号，介绍了各个年份与五运六气格局的基本匹配情况，涉及十干与岁运五行的对应、十二支与司天之气三阴三阳的对应。

第三处为《六微旨大论》中："木运临卯，火运临午，土运

临四季,金运临酉,水运临子,所谓岁会,气之平也。"此处解释"岁会"的概念,涉及十二支的固有五行属性。

第四处为《六微旨大论》中:"天气始于甲,地气始于子,子甲相合,命曰岁立。"此处指明以干支结合纪年的初始年份。

至于其余各处所出现"干支"的内容,如《六微旨大论》中:"甲子之岁初之气,天数始于水下一刻,终于八十七刻半……"《六元正纪大论》中:"辰戌之纪也,太阳太角太阴壬辰壬戌,其运风,其化鸣紊启坼,其变振拉摧拔,其病眩掉目瞑……"等,则是直接用"干支"指代具体年份后,对某年运气格局加以阐发,于"干支"本身并无详解,故于此处不再讨论。

由本节总结可见,在运气七篇中并没有释义干支的内容。且翻阅《素问》其他篇章,亦不可见《论奥》释义干支的方式。

二、《论奥》释干支的学术渊源——生盛衰亡借《礼记》,阴阳消长鉴《晋书》

《论奥》论述"干支"的核心内容之一便是通过对十干、十二支的解释说明由甲至癸、由子至亥的次序代表着万物阴阳消长的变化过程与周期循环的变化规律。这种以万物生命的生、盛、衰、亡循环变化释义十干与十二支的论述内容在运气七篇与《素问》其他篇章中未曾出现。《论奥》相关内容的思维方式与文字表达则分别部分借鉴了东汉·郑玄

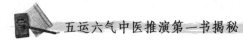

所注的《礼记·月令》①与唐·房玄龄等人所著的《晋书·乐志》②。见表2-5、表2-6。

表2-5 《论奥》释义十干与《礼记·月令》郑玄注内容对比

十干	《论奥》原文	《礼记·月令》郑玄注
甲乙	甲乙,其位木,行春之令。甲乃阳内而阴尚包之,草木始甲而出也。乙者阳过中,然未得正方,尚乙屈也。又云:乙,轧也。**万物皆解孚甲,自抽轧而出之。**	春时**万物皆解孚甲,自乙轧而出之。**
丙丁	丙丁,其位火,行夏之令。丙乃阳上而阴下,阴内而阳外。丁,阳其强,适能与阴气相下。又云:丙,炳也,**万物皆炳然著见而强也。**	夏时**万物皆炳然著见而强。**
戊己	戊己,其位土,行周四季。戊,阳土也,万物生而出之,万物伐而入之。己,阴土也,无所为而得己者也。又云:戊,茂也。己,起也。土行四季之末,**万物含秀者,抑屈而起也。**	**戊之言茂也,己之言起也。**至此万物皆枝叶茂盛,其含秀者,抑屈而起。
庚辛	庚辛,其位金,行秋之令。庚乃阴干,阳更而续者也。辛乃阳在下、阴在上,阴干阳极于此。庚,更故也。而辛,新也。庚辛皆金,金味辛,物成而后有味。又云:**万物肃然更茂实新成。**	秋时,**万物皆肃然改更,秀实新成。**
壬癸	壬癸,其位水,行冬之令。壬乃阳既受胎,阴壬之,乃阳生之位。壬而为胎,与子同意;癸者,揆也。天令至此,**万物闭藏,怀妊于其下,揆然萌芽。**	冬时**闭藏万物,万物怀妊于下,揆然萌芽。**

①(清)孙希旦撰,沈啸寰,王星贤点校. 礼记集解·上[M]. 北京:中华书局,1989.

②(唐)房玄龄. 晋书[M]. 北京:中华书局,1974.

表 2-6 《论奥》释义十二支与《晋书·乐志》内容对比

十二支	《论奥》原文	《晋书·乐志》
子	子者,北方至阴,寒水之位而一阳肇生之始,故阴极则阳生。壬而为胎,子之为子,**此十一月之辰也**。	十一月之辰谓为子,子者孳也,谓阳气至此更孳生也。
丑	至丑,阴尚执而纽之。又:丑,阴也,助也。谓十二月终始之际,以结纽为名焉。	十二月之辰谓为丑,丑者纽也,言终始之际,以纽结为名也。
寅	**寅,正月也**,阳已在上,阴已在下,人始见之时,故律管飞灰以候之,可以述事之始也。又**寅,演也,津也,谓物之津涂**。	正月之辰谓之寅,寅者津也,谓生物之津涂也。
卯	卯者,日升之时也。又**卯,茂也,言二月阳气盛而孳茂**。	二月之辰名为卯,卯者茂也,言阳气生而孳茂也。
辰	辰者,阳已过半。三月之时,**物尽震而长。又谓:辰,言震也**。	三月之辰名为辰,辰者震也,谓时物尽震动而长也。
巳	巳者,四月正阳而无阴也。自子至巳,阳之位,阳于是当。又**巳,起也,物毕尽而起**。	四月之辰谓为巳,巳者起也,物至此时毕尽而起也。
午	午者,阳尚未屈,阴始生而为主。又云:**午,长也,大也。物至五月,皆满长大矣**。	五月之辰谓为午,午者长也,大也,言物皆长大也。
未	未,六月,木已重而成矣。又云:**未,昧也。物成而有味**,与辛同意。	六月之辰谓之未,未者味也,言时万物向成,有滋味也。
申	**申者,七月之辰**,申阳所为而已。阴至于申,则上下通而人始见。白露叶落,乃其候也。可以述阴事以成之。又云:**申,身也,言物体皆成**。	七月之辰谓为申,申者身也,言时万物身体皆成就也。

（续　表）

十二支	《论奥》原文	《晋书·乐志》
酉	酉者,日入之时,乃阴正中八月也,又云:酉,緧也,万物皆緧缩收敛。	八月之辰谓为酉,酉者緧也,谓时物皆緧缩也。
戌	九月,戌,阳未既也,然不用事,潜藏于戌土中,乃乾位。戌,为天门故也。又云:戌,灭也,万物皆衰灭矣。	九月之辰谓为戌,戌者灭也,谓时物皆衰灭也。
亥	十月,亥,纯阴也。又:亥,劾也,言阴气劾杀万物。此地之道也,故以此名月焉。	十月之辰谓为亥,亥者劾也,言时阴气劾杀万物也。

由上表可见,《论奥》释义"干支"的主要学术渊源是东汉的《礼记·月令》与唐代的《晋书·乐志》。

三、《论奥》释干支的思考——生命周期古已见,天文规津今可从

对干支类似的解释同样可见于《说文解字》和被现代五运六气教材[①]所引用的《史记·律书》与《汉书·律历志》等两汉时期的著作中,其文如下。

《史记·律书》记载:"甲者,言万物剖符甲而出也;乙者,言万物生轧轧也;丙者,言阳道著明,故曰丙;丁者,言万物之丁壮也,故曰丁;庚者,言阴气庚万物,故曰庚;辛者,言万物之辛生,故曰辛;壬之为言妊也,言阳气任养万物于下

---

① 苏颖．五运六气概论[M]．北京:中国中医药出版社,2016.

也;癸之为言揆也,言万物可揆度,故曰癸……子者,滋也;滋者,言万物滋于下也;丑者,纽也,言阳气在上未降,万物厄纽,未敢出也;寅言万物始生螾然也,故曰寅;卯之为言茂也,言万物茂也;辰者,言万物之蜄也;巳者,言阳气之已尽也;午者,阴阳交,故曰午;未者,言万物皆成,有滋味也;申者,言阴用事,申贼万物,故曰申;万物之老也,故曰酉;戌者,言万物尽灭,故曰戌;亥者,该也,言阳气藏于下,故该也。"

《汉书·律历志》载:"出甲于甲;奋轧于乙;明炳于丙;大盛于丁;丰楙于戊;理纪于己;敛更于庚;悉新于辛;怀妊于壬;陈揆于癸……孳萌于子;纽牙于丑;引达于寅;冒茆于卯;振美于辰;已盛于巳;咢布于午;昧薆于未;申坚于申;留孰于酉;毕入于戌;该阂于亥。"

《说文解字》[①]载:"甲:东方之孟,阳气萌动,从木戴孚甲之象;乙:象春草木冤曲而出,阴气尚疆,其出乙乙也;丙:位南方,万物成,炳也;丁:夏时万物皆丁实;戊:中宫也。象六甲五龙相拘绞也;己:中宫也。象万物辟藏诎形也;庚:位西方,象秋时万物庚庚有实也;辛:秋时万物成而熟;壬:象人裹妊之形;癸:象水从四方流入地中之形……子:十一月,阳气动,万物滋,人以为称,象形;丑:十二月,万物动,用事;寅:正月,阳气动;卯:二月,万物冒地而出;辰:三月,阳气动,雷电振,民农时也;巳:四月,阳气已出,阴气已藏,万物

---

①(汉)许慎著,张三夕导读,刘果整理. 说文解字[M]. 注音版. 长沙:岳麓书社,2006.

见,成文章;午:五月,阴气忤逆阳,冒地而出;未:六月,滋味也;申:七月,阴气成,体自申束;酉:八月,黍成,可为酎酒;戌:九月,阳气微,万物毕成,阳下入地也;亥:十月,微阳起,接盛阴。"

可以看到,从《史记》《汉书》《说文》、郑注《礼记》到《论奥》再到如今的五运六气教材,虽然在文字表述上略有差异,但以万物由微而盛、由盛而衰的变化过程释义干支的思想却一脉相承,代代沿袭。

尽管这种释义干支的方式体现了人们对万物生命发展过程细致地观察总结与辩证地哲学思考,并始终被每一个时代的著作奉为圭臬,但这种基于"象形声意"的文字学解释与"纪日成月,纪月成时,纪时成岁"的简单历法认识并不能充分而顺畅解释五运六气理论体系中的诸多疑点。比如,源自"十日为一旬、十二月为一岁"的十天干、十二地支为什么可以互相组合而纪年并且可以与"岁运""司天之气"等直接区别年与年之间气候物候差异的概念相关联?干支纪年的组合方式为什么是奇数位的"阳干"与"阳支"相配、偶数位的"阴干"与"阴支"相配得到 60 对组合,而不是干支间任意两两相配的 120 对组合?对于这些五运六气理论体系中处于基石地位的重要问题,湖南中医药大学靳九成教授从现代天文学角度对干支纪年的运气历法进行了研究,运用水星、金星、火星、木星、土星 5 大行星的公转周期与地球公转周期之间的关系探讨五运六气历法方式的合理性。其中与干支直接相关的主要观点为:①地球最少公转 10 周时（历时 10 年），水星公转 41 周并经历 10 种不同的等时运动状态后与地球同时回到初试位置。水星的十种不同视运动状态是十天干的天文学背景。②地球每公转一周（历时 1 年），木星运行其公转轨道的 1/12，则木星 1 个周期 12 年内经历 12 种不同的等时状态回到始点，成为十二支的天文学背景。③木星与水星的同时运动使得干支相配只能以阳干配阳支，阴干配阴支的方法组成 60 甲子（而不是 10×12 的 120 种组合），正好可表述太阳系一周期内相对于地球的 60 种运动状态及 60 种影响[1]。

以上，关于干支的内涵与相关历法的问题，在将来仍然需要我们从气象学、地理学、物候学等多学科角度进行深入研究。因此，笔者仅对相关天文学背景研究的成果简述一二，以做引珠之砾、攻玉之石，不再大幅开展。

第三节 《论奥》论五天之气——以《素问》为基，受《玄珠》之启

五运，是五运六气基本格局中最重要的内容之一，是用五行属性以及每行的太过（偏盛）、不及（偏衰）、平气（平衡）来描述不同时段自然气候特征的理论模型。与"五运"相关的理论内容中，年干与五运的对应关系是推算五运六气基本格局中至关重要的一步，也是《论奥》论述的重点问题。

---

①靳九成，高国建，靳浩，等．医易历干支纪元的天文学背景探讨[J]．中华中医药杂志，2010，25（5）：651-654．

在《论奥·论五天之气》一篇中,作者刘温舒在《素问·五运行大论篇》原文的基础上,综合王冰所著《玄珠密语》中的相关内容,对"天干化运"(天干与五运的对应)这一问题进行了论述,并创造性地制"五天气图"一幅,成为传世经典。

一、运气七篇的"天干化运"内容——五气经天跨星宿,十干五运未相关

在本章表2-1中已述,运气七篇中的《天元纪大论》与《五运行大论》均介绍了"天干配五运"的对应关系,其原文为"土主甲己;金主乙庚;水主丙辛;木主丁壬;火主戊癸"。《五运行大论》对这种匹配关系做出了如下解释:

"丹天之气,经于牛、女、戊分;黅天之气,经于心、尾、己分;苍天之气,经于危、室、柳、鬼;素天之气,经于亢、氐、昴、毕;玄天之气,经于张、翼、娄、胃,所谓戊己分者,奎、壁、角、轸,则天门地户也。夫候之所始,道之所生,不可不通也。"虽然这段解释紧随在"土主甲己……火主戊癸"一段之后,从古人观天望气所见的客观现象解释天干化运的原理,但这段文字仅提及了"五色天气"与二十八星宿,并未明确将"十干"与"五运"相关联。

二、《论奥》论十干与五运——参经典之意,创传世之图

《运气论奥·论五天之气》一篇则对上述《素问·五运行大论篇》中"天干化运"一段内容再度加以阐发,在《内经》

原文的基础上明确将"十干""五运"引入原本只有"二十八星宿"与"五色天气"两类概念的天象描述中,明确了"五色天气-星宿坐标-干支配属-五运主事"的对应关系,将"十干"与"岁运"联系起来。

尽管在《素问》之后、《论奥》之前,王冰所著《玄珠密语》①一书对"五气经天,十干化运"内容的阐发方式与《论奥》高度相似,但对比《素问》《玄珠》《论奥》三者可发现,《玄珠》所列星宿名目除"玄天之气"所经四宿与另外两书完全相同、"苍天之气"所经四宿与另外两书基本相同之外,其余三气所经星宿与另外两书皆有不同,而《论奥》与《素问》所列则更为一致(对比见表2-7)。因此,《论奥》以"五气经天"的天文现象论述"十干"与"五运"关系的阐发方式或许是"以《素问》为基础,受《玄珠》之启发"。

表2-7　《素问》《论奥》"天干化运"内容对比

《素问·五运行大论篇》	《论奥·论五天之气》	《玄珠·五运元通纪篇》
1　丹天之气, 经于牛、女、戊分 (戊己分者,奎、壁、 角、轸)	丹天之气, 经于牛、女、奎、壁四 宿之上, 下临戊、癸之位, 立为火运	丹天之气, 经于角、轸、牛、女, 即戊、癸二分也…… 火运之气上合丹天

①张登本．唐宋金元名医全书大成·王冰全书医学[M]．北京:中国中医药出版社,2015.

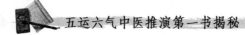

（续　表）

《素问·五运行大论篇》	《论奥·论五天之气》	《玄珠·五运元通纪篇》
2　黅天之气， 　　经于心、尾、己分 　　（戊己分者，奎、壁、 　　角、轸）	黅天之气， 经于心、尾、角、轸四 宿之上， 下临甲、己之位， 立为土运	黅天之气， 经于心、尾、参、井， 即甲、己二分也…… 土运之气上合黅天
3　苍天之气， 　　经于危、室、柳、鬼	苍天之气， 经于危、室、柳、鬼四 宿之上， 下临丁、壬之位， 立为木运	苍天之气， 经于鬼、柳、危、室， 即丁、壬二分也…… 木运之气上合苍天
4　素天之气， 　　经于亢、氐、昴、毕	素天之气， 经于亢、氐、昴、毕四 宿之上， 下临乙、庚之位， 立为金运	素天之气， 经于亢、氐、毕、觜， 即乙、庚二分也…… 金运之气上合素天
5　玄天之气， 　　经于张、翼、娄、胃	玄天之气， 经于张、翼、娄、胃四 宿之上， 下临丙、辛之位， 立为水运	玄天之气， 经于张、翼、娄、胃， 即丙、辛二分也…… 水运之气上合玄天

　　同时，在综合《素问·五运行大论篇》与《玄珠·五运元通纪篇》论述的基础上，《论奥》创造性地作"五天气图"一幅加以说明（见图 2-1），使文字欲表达的含义直观明了的展现。这幅图极大地方便了人们的理解，被后世医家多次引用、模仿，如：

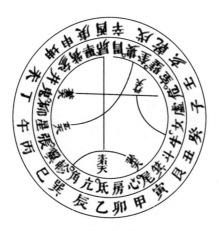

图 2-1 刘温舒·五天气图

金·刘完素《新刊图解素问要旨论》①中的"旧经天元五气经天之图"（图 2-2）。

明·张介宾《类经图翼》②中的"五天五运图"（图 2-3）。

明·王肯堂《医学穷源集》[③]中的"五天五运图"（图 2-4）。

明·汪石山《运气易览》[④]中的"经天五运之图"（图 2-5）。

清·李延罡《脉诀汇辨》[⑤]中的"五天五运图"（图 2-6）。

五运六气研究类著作《任应秋运气学说六讲》中的"五气经天化五运图"（图 2-7）与现代五运六气教材《中医运气

---

①宋乃光. 刘完素医学全书[M]. 北京：中国中医药出版社，2006.

②（明）张介宾. 类经图翼 附 类经附翼[M]. 人民卫生出版社，1965.

③（明）王肯堂撰，殷定心辑释. 医学穷源集[M]. 中国中医科学院图书馆藏清刻本.

④（明）汪机. 运气易览[M]. 明嘉靖元年壬午(1522)至明崇祯六年癸酉(1633)祁门朴墅汪氏祠堂汇刻本.

⑤（清）李延罡. 脉诀汇辨[M]. 中国中医科学院图书馆藏清康熙五年丙午(1666)李氏刻本.

学》《五运六气概论》中的"五气经天图"（图 2-8）等。

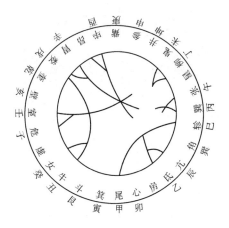

图 2-2 刘完素·五气经天图

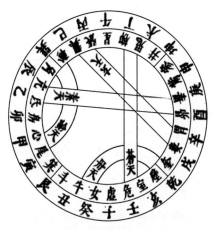

五天歌

木苍危室柳鬼宿，火丹牛女壁奎边。

土黅心尾轸角度，金素亢氐昴毕前。

水玄张翼娄胃是，下为运气上经天。

图 2-3 张介宾·五天五运图

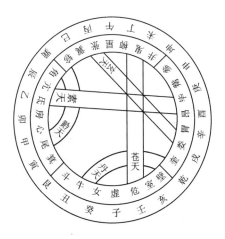

图 2-4 王肯堂·五天五运图

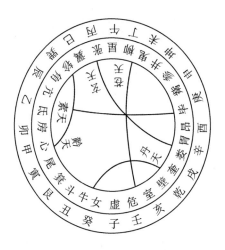

图 2-5 汪石山·经天五运之图

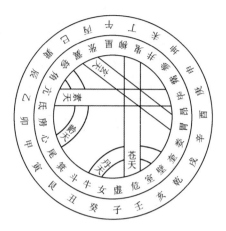

图 2-6 李延罡·五天五运图

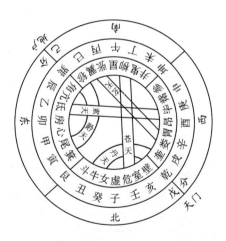

图 2-7 任应秋·五气经天化五运图

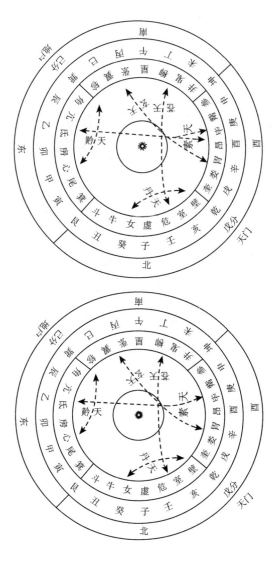

图 2-8 《中医运气学》《五运六气概论》五气经天图

以上各图，除刘完素"旧经天元五气经天之图"与刘温舒的"五天气图"有较大差异外，其余各图或稍做调整，或完全相同，但均以"五天气图"为模仿底板。虽然有关五运六气理论的文献汗牛充栋，难以尽述，只能举例以示，但以上各个时期著名中医理论典籍的不断引用足以充分表明这一由刘温舒所创的"五天气图"已成为五运六气理论最为经典的配图之一。同时也说明了"以'五气经天'现象来说明'天干化运'原理"已成为学界内公认的解释方法，足见《论奥》影响之深远。

三、"天干化运"的现代认识——金火运行可算定，天体影响待时明

此外，关于"十干"配"五运"的现代理论研究，靳九成教授则认为岁运的五行属性来源于金星运动，太过不及属性来源于火星运动：因金星的公转周期约为 5/8 年，即地球每公转一周（历时 1 年），金星公转 1.6 周，则如图 2-9 所示：每

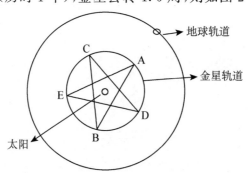

图 2-9　金星公转模式图

过 5 年,金星的位置便从 A 点到 B 点、到 C 点、到 D 点、到 E 点,再到 A 点循环一次。金星这五种不同的运动位置对地球的常规气候变化产生的调制作用便是岁运五行属性的天文学背景。

火星的公转周期约为 2 年,1 个周期(2 年)内只有两种状态:第 1 年沿其轨道前半周运动,次年沿后半周运动。火星对地球所施加的作用机制方向正相反,与金星对地运动的影响叠加,使岁运产生太过、不及的不同结果[①]。

当然,从天体运行规律的角度理解干支与"岁运"概念,可以算作符合运气理论表达逻辑的"可能答案",但这并不是"必然答案"。在未来的研究中,如果还能对行星运动与地球气候之间的相关性做出相关证明,才能圆满地完成这一逻辑链条,做到从现代科学探究运气学说的目的。

第四节 《论奥》论岁中五运——概念类 比同六气,承自《天元》传至今

在"五运"的概念下,除了上一节中讨论的用以概括全年特征的"岁运"(也称"中运""大运")外,还用"主运"与"客运"描述一年之内不同时段的特征,以反映季节与季节之间的差异。

《论奥》在《论岁中五运》一篇专门论述了这一对概念。

①靳九成,高国建,靳浩,等. 医易历干支纪元的天文学背景探讨[J]. 中华中医药杂志,2010,25(5):651-654.

主要内容有 3 点：

①主运的概念与推算方法；②岁中五运的交司时刻；③客运的概念与交司时刻。而这三点内容，在运气七篇与《素问》其他篇章中并没有出现。

1. 关于主运　《论奥》首先以六步"主气"做类比明确"主运"的概念，并将《素问·六元正纪大论篇》中标有"初""终"的五音排步定义为"主运"，其原文如下：

"地之六位，则分主于四时，天之五运，亦相生而终岁度。"

"在素问篇中，止见于《六元正纪大论》，每十岁一司天，文中云初、终、正而已，此则是一岁主运也"。

其次讲解了每年主运的推算方法与交司时刻。其推算方法以岁运为"大木年"和"少宫年"为例示范讲解，其原文如下：

"若当年是木，合自大角而下生之，故曰初正。大角木生少徵火，少徵火生大宫土，大宫土生少商金，少商金生大羽水，则为终（亦以大过及随之也）。"

"若当年少宫为大运，则上下因之，少宫土上乃见火，故曰大徵，大徵火上乃见木，故曰少角，则主运自少角起故初，而至少羽水为终矣……此乃一岁之主运，有太少之异也。"

其交司时刻亦采取每年大寒日交初之运，每运各主七十三日零五刻的算法。

2. 关于客运　《论奥》再次提出"又有岁之客运，行于主运之上，与六气主客之法同。"以六步"客气"做类比明确"客运"的概念,并论述了不同年份六步客运的交司时刻:"申子辰岁,大寒日寅初交;亥卯未岁,大寒日亥初交;寅午戌岁,大寒日申初交;巳酉丑岁,大寒日巳初交。"

以上《论奥》所述之内容,均非直接来自《内经》原文,而其影响却直传数代而不衰。

一、运气七篇的"五运"内容——岁运五季与五音,主客概念未成型

有关具体"五运格局"的内容,在《素问》运气七篇中散在出现。总结如下(另如"气有余,则制己所胜而侮所不胜;其不及,则己所不胜侮而乘之,己所胜轻而侮之"等原则性、原理性的规律概括则不做详细讨论):

(1)《五运行大论》围绕"岁运"讨论了"十干化运"的规律和原理,本章第二节、第三节中已述。核心内容为"土主甲己;金主乙庚;水主丙辛;木主丁壬;火主戊癸"。未涉及"主运"与"客运"概念。

(2)《气交变大论》中涉及3点:①岁运太过、不及共10种情况下相应的人体与自然特征。②"五运不及"情况下,"五运胜复"表现的特点与时间,如:"木不及,春有鸣条律畅之化,则秋有雾露清凉之政。春有惨凄残贼之胜,则夏有炎暑燔烁之复"。③四季、五方的五种主要气候变化的特性。

(3)《五常政大论》集中讨论了"五运"各自在"不及""平气""太过"三种状态下的一般表现与作用职能。主要为"敷和之纪""升明之纪""备化之纪""审平之纪""静顺之纪""委

和之纪""伏明之纪""卑监之纪""从革之纪""涸流之纪""发生之纪""赫曦之纪""敦阜之纪""坚成之纪""流衍之纪"共15种年份的整体特征。未涉及"主运"与"客运"概念。

(4)《六元正纪大论》在以六种"司天之气"为线索对60年30种基本五运六气格局详细分析时,在每年运气格局下都专门排列了"五音",并标以"初""终"。其原文内容以"太阳司天之政"为例总结见表2-8,以年干内容总结见表2-9。

由以上总结可见,与"主运""客运"概念关联度较大的是《气交变大论》与《六元正纪大论》两篇。

《气交变大论》讨论"五运"内容时,常从季节气候特征的角度论述。从该篇中"夫五运之政,犹权衡也,高者抑之,下者举之,化者应之,变者复之,此生长化成收藏之理,气之常也,失常则天地四塞矣。故曰天地之动静,神明为之纪,阴阳之往复,寒暑彰其兆,此之谓也。"与"夫子之言五气之变,四时之应,可谓悉矣。"等处亦可见其以"五运"描述一年之内季节气候特征的思想。但这种思想没有明确成"主运""客运"的概念。

《六元正纪大论》中所排步的五音顺序,与《论奥》中描述的"主运"推算结果吻合,但并没有明确指出此处"五音"等同于"五运主客",且在其后对全年运气格局进行分析时,年内分步亦完全以六气为主,没有《论奥》中"每运各主七十三日零五刻,总五运之数,则三百六十五日二十五刻共成一岁"的分段方式。

表2-8 "太阳司天之政"内容总结表

司天	中运	在泉	年份	其运	其化	其变	其病	五音
太阳	太角	太阴	壬辰、壬戌	风	鸣紊启坼	振拉摧拔	眩掉目瞑	太角（初正） 少徵 太宫 少商 太羽（终）
太阳	太徵	太阴	戊辰、戊戌	热	暄暑郁燠	炎烈沸腾	热郁	太徵 少宫 太商 少羽（终） 少角（初）
太阳	太宫	太阴	甲辰、甲戌	阴埃	柔润重泽	震惊飘骤	湿下重	太宫 少商 太羽（终） 太角（初） 少徵
太阳	太商	太阴	庚辰、庚戌	凉	雾露萧飔	肃杀凋零	燥背瞀胸满	太商 少羽（终） 少角（初） 太徵 少宫
太阳	太羽	太阴	丙辰、丙戌	寒	凝惨凓冽	冰雪霜雹	大寒留溪谷	太羽（终） 太角（初） 少徵 太宫 少商

全年六气客主加临分析：凡此太阳司天之政……初之气……二之气……三之气……四之气……五之气……终之气……

气……岁宜药食性味……

表2-9　五音太少排布总结表

年干	五音太少				
壬	太角(初正)	少徵	太宫	少商	太羽(终)
戊	太徵	少宫	太商	少羽(终)	少角(初)
甲	太宫	少商	太羽(终)	太角(初)	少徵
庚	太商	少羽(终)	少角(初)	太徵	少宫
丙	太羽(终)	太角(初)	少徵	太宫	少商
丁	少角(初正)	太徵	少宫	太商	少羽(终)
癸	少徵	太宫	少商	太羽(终)	太角(初)
己	少宫	太商	少羽(终)	少角(初)	太徵
乙	少商	太羽(终)	太角(初)	少徵	太宫
辛	少羽(终)	少角(初)	太徵	少宫	太商

二、"主/客运"的学术源流——源于《天元》不考,今说流自《论奥》

通过以上对比可以发现,《论奥》在"论岁中五运"一篇中所主要论述的"主运""客运"的内容并非源自《内经》原文。而在《六元正纪大论》等相关篇章的相关段落中,尤其在刘温舒称之为"主运有太少"的"五音太少"逐年排步的段落中,亦不见王冰与"新校正"的注释(在其他段落中出现的对"五音太少"的相关注释则是从"岁运"概念解释)。由此可见,《论奥》提到的"主运""客运"的概念、推算方法和交司时刻等内容均是在《素问》所列"五音太少"的基础上对五运六气理论体系的补充与发展。

据《论奥·论岁中五运》一篇原文记载:"按《天元玉册》

截法中,又有岁之客运,行于主运之上,与六气主客之法同。故《玉册》曰岁中客运者,常以应干前二干为初运。""按《天元玉册》截法,言五运之客,互主一岁,则经所载者,乃逐年之主运也。明当以《玉册》为法,则其义通。"可见,《论奥》在本篇中提到的有关"主运""客运"的内容,明显受《天元玉册》一书内容的影响。但今考《天元玉册》一书①,除《天元玉册·卷十六·启元子截法》一节主要论述星象运行、《天元玉册·卷八》叙述岁运交司时刻外,全书各篇章亦均未见到《论奥》所提到的记载。另考《玄珠密语》与《元和纪用经》②等书,亦不见此说。但因《天元玉册》一书卷十、卷十一内容亡佚无法查证,因此《论奥》所叙之主客运的推算方式与交司时刻是对前人观点的直接继承,还是在前人思想下的创新,目前暂不可一言决之,但就目前可见文献而言,五运六气学界内公认的"主运""客运"相关内容最早出处便是《论奥》。

《论奥》之后,岁中分"主运""客运"的思想与主客运的推算方式便流传开来。如明代张介宾在对上述《素问·六元正纪大论篇》"五音太少"内容的注释中写道:"此本年主客五运之序,皆以次相生者也。每年四季主运,在春属木,必始于角而终于羽,故于角下注初字,羽下注终字,此所以纪主运也。客运则随年干之化,如壬年阳木起太角,丁年阴木起少角,戊年阳火起太徵,癸年阴火起少徵,各年不同,循

---

①②张登本．唐宋金元名医全书大成 王冰医学全书[M]．北京:中国中医药出版社,2015.

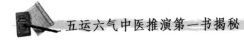

序主令,所以纪客运也。"①

另外,虽然在文中并没有明确指出,但明·张介宾的《类经图翼》②、明·汪机的《运气易览》③皆对《论奥》原文有不同程度的引用。因限于篇幅不能尽述,仅举例以示,足见其踪。其内容对比总结见表2-10、表2-11。

目前,学界内对于"主运""客运"的认识与推算方法,也基本与《论奥》相同。如十一五规划教材《中医基础理论》④、十二五规划教材《中医运气学》等国家级规划教材与《任应秋运气学说六讲》,均将"主运的推求方法"分为"五音建运""太少相生""五步推运"等3部分内容讲解,其基本原理方法与《论奥》所示之法一致。足见《论奥》影响之深远。

表2-10 《论奥》《易览》《图翼》内容对比表

著作	原文
《论奥》	此五运相生而终岁度也。然于经未见其用,以六气言之,则运亦当有主客,以行天令。盖五行之运,一主其气,岂四而无用,不行生化者乎?然当年大运乃通主一岁,如司天通主上半年之法⋯⋯按《天元玉册》截法,言五运之客,互主一岁,则经所载者,乃逐年之主运也。明当以《玉册》为法,则其义通。

①王玉兴. 黄帝内经素问三家注 运气分册[M]. 北京:中国中医药出版社,2013.
②(明)张介宾. 类经图翼 附 类经附翼[M]. 北京:人民卫生出版社,1965.
③(明)汪机. 运气易览[M]. 北京:中国中医药出版社,2016.9.
④曹洪欣. 中医基础理论[M]. 北京:中国中医药出版社,2004.

（续　表）

著作	原文
《运气易览》	此五运相生而终岁度也，然于经未见其用。以六气言之，则运亦当有主客以行天令。盖五行之运，一主其气，岂四而无用，不行生化者乎？然当年大运乃通主一岁，如司天通主上半年之法，《天元玉册》言：五运之客，互主一年。则经所载者，乃逐年之主运也。明当以《玉册》为法。
《类经图翼》	盖六气之有主客，而五运亦有主客；六气之有六步，而五运之气，岂一主其岁而四皆无用，不行生化者乎？

表 2-11　《论奥》《易览》内容对比表

著作	原文
《论奥》	按《天元玉册》截法中，又有岁之客运，行于主运之上，与六气主客之法同。故《玉册》曰：岁中客运者，常以应干前二干为初运。 申子辰岁，大寒日寅初交；亥卯未岁，大寒日亥初交；寅午戌岁，大寒日申初交；巳酉丑岁，大寒日巳初交。
《运气易览》	按《天元玉册》，又有岁之客运，行于主运之上，与六气主客之法同。故曰：岁中客运者，常以应于前二十为初运。 申子辰岁，大寒日寅初交。亥卯未岁，大寒日亥初交。寅午戌岁，大寒日申初交。巳酉丑岁，大寒日巳初交。

第五节　《论奥》论六气——《素》一《玄》二《论奥》三，温舒补半始完备

五运六气基本格局中另一至关重要的概念是"六气"。六气指自然界的"风、寒、暑、湿、燥、火"六种气候；"风、寒、

暑、湿、燥、火"六气的变化称作"六化"①。在涉及五运六气格局推演时,则将"厥阴风木、少阴君火、少阳相火、太阴湿土、阳明燥金、太阳寒水"作为"六气"概念的具体描述。如李经纬、余瀛鳌等教授主编的《中医大辞典》②中写道:"以十二地支的巳亥配为厥阴风木,子午配为少阴君火,寅申配为少阳相火,丑未配为太阴湿土,卯酉配为阳明燥金,辰戌配为太阳寒水,叫作六气"。苏颖教授主编的五运六气教材《中医运气学》中写道:"主气六步的初之气由厥阴风木所主;二之气,少阴君火之气所主;三之气,少阳相火之气所主;四之气,太阴湿土之气所主;五之气,阳明燥金之气所主;终之气终于太阳寒水"。可见,"厥阴风木、少阴君火、少阳相火、太阴湿土、阳明燥金、太阳寒水"这六个特定的名词术语已经成为学界公认的"六气"的具体概念。然而这六个由六种气候名称配合阴阳五行组合形成的特定名词却并非直接源于《素问》,其首次完整的共同出现始见于《论奥》。

一、运气七篇的"六气"概念——少阳相火独见,气候组成尽缺

关于六气与阴阳、五行相配的对应关系,可以在《素问·天元纪大论篇》中明确见到:

"厥阴之上,风气主之……(神)在天为风,在地为木。"

---

①②李经纬,余瀛鳌,蔡景峰,等.中医大辞典[M].北京:人民卫生出版社,1995:321.

"少阴之上,热气主之……(神)在天为热,在地为火。"

"太阴之上,湿气主之……(神)在天为湿,在地为土。"

"少阳之上,相火主之……"

"阳明之上,燥气主之……(神)在天为燥,在地为金。"

"太阳之上,寒气主之……(神)在天为寒,在地为水。"

"少阳相火"一词,可以在《素问·六元正纪大论篇》中介绍六十甲子年各年份气候特点一段中的丙寅 丙申岁、己巳 己亥岁、壬申 壬寅岁、乙亥 乙巳岁、戊寅 戊申岁、辛巳 辛亥岁、甲申 甲寅岁、丁亥 丁巳岁、庚寅 庚申岁、癸巳 癸亥岁等处明确见到,共计出现10次。

"厥阴风木"一词,在《素问》全篇中共出现 0 次,而在《素问·六元正纪大论篇》中介绍丙寅 丙申岁、己巳 己亥岁、壬申 壬寅岁、乙亥 乙巳岁、戊寅 戊申岁、辛巳 辛亥岁、甲申 甲寅岁、丁亥 丁巳岁、庚寅 庚申岁、癸巳 癸亥岁等年份气候特点的段落中出现了与之同义的"厥阴木"一词,共计 10 次;在《素问·至真要大论篇》中介绍"六气偏胜之病所发脏腑"一段中出现了"风木"一词,共 1 次。

"少阴君火"一词,在《素问》全篇中共出现 0 次,而在《素问·六元正纪大论篇》中介绍甲子 甲午岁、丁卯 丁酉岁、庚午 庚子岁、癸酉 癸卯岁、丙子 丙午岁、乙卯 乙酉岁、壬午 壬子岁、乙酉 乙卯岁、戊子 戊午岁、辛卯 辛酉岁等年份气候特点的段落中出现了与之同义的"少阴火"一词,共计 10 次;在《素问·天元纪大论篇》与《素问·六微旨大论篇》中分别出现了"君火"一词,共 5 次(《刺法论》与《本病论》两篇暂不统计）。

"太阴湿土"一词,在《素问》全篇中共出现 0 次,而在《素问·六元正纪大论篇》中介绍乙丑 乙未岁、戊辰 戊戌岁、辛未 辛丑岁、甲戌 甲辰岁、丁丑 丁未岁、庚辰 庚戌岁、癸未 癸丑岁、丙戌 丙辰岁、己丑 己未岁、壬辰 壬戌岁等年份气候特点的段落中出现了与之同义的"太阴土"一词,共计 10 次。"湿土"一词出现 0 次。

"阳明燥金"一词,在《素问》全篇中共出现 0 次,而在《素问·六元正纪大论篇》中介绍甲子 甲午岁、丁卯 丁酉岁、庚午 庚子岁、癸酉 癸卯岁、丙子 丙午岁、乙卯 乙酉岁、壬午 壬子岁、乙酉 乙卯岁、戊子 戊午岁、辛卯 辛酉岁等年份气候特点的段落中出现了与之同义的"阳明金"一词,共计 10 次。"燥金"一词出现 0 次。

"太阳寒水"一词,在《素问》全篇中共出现 0 次,而在《素问·六元正纪大论篇》中介绍乙丑 乙未岁、戊辰 戊戌岁、辛未 辛丑岁、甲戌 甲辰岁、丁丑 丁未岁、庚辰 庚戌岁、癸未 癸丑岁、丙戌 丙辰岁、己丑 己未岁、壬辰 壬戌岁等年份气候特点的段落中出现了与之同义的"太阳水"一词,共计 10 次。"寒水"一词在《素问》全篇中共出现 3 次,其中《刺热篇》中"诸治热病,以饮之寒水乃刺之"为"冷水"之意;与"太阳寒水"近义之"寒水"则分别在《素问·六元正纪大论篇》与《素问·至真要大论篇》中出现 1 次。总结见表 2-12。

表2-12 通用"六气"概念在《素问》中出现的频次统计表

通用六气概念	厥阴风木	少阳相火	少阴君火	太阴湿土	阳明燥金	太阳寒水
出现频次	0	10	0	0	0	0
备选近义词	厥阴木	-	少阴火	太阴土	阳明金	太阳水
出现频次	10		10	10	10	10
备选近义词	风木	-	君火	湿土	燥金	寒水
出现频次	1	-	5	0	0	3

由以上总结可见,尽管在《素问》中"厥阴风木、少阴君火、少阳相火、太阴湿土、阳明燥金、太阳寒水"这六个特定的概念含义神形兼备、叫法呼之欲出,但除"少阳相火"一词外,其余五个以"阴阳-六气-五行"为模式形成的固定词组在《素问》全篇(及王冰注释)中均未曾出现。

二、"六气"概念的完备——水火均自《玄珠》,风湿燥源《论奥》

在王冰所著的《玄珠密语》一书中,全书十七卷二十七篇内容共见:"厥阴风木"0次,"少阴君火"82次,"太阴湿土"0次,"少阳相火"89次,"阳明燥金"0次,"太阳寒水"24次。即在《素问》出现"少阳相火"之后,王冰进一步明确了"少阴君火"与"太阳寒水"两个概念的表达。

王冰之后,在现存五运六气专著中,"厥阴风木""太阴湿土""阳明燥金"三词始见于刘温舒《运气论奥·论天地六气》一篇中。至此,现代学界所公认、通用的"六气"概念正式完全确立。各词出处总结见表2-13。

表 2-13　通用"六气"概念出处表

通用六气概念	少阳相火	少阴君火	太阳寒水
首见出处	《素问·六元正纪大论》篇	《玄珠密语·运符天地纪》篇	《玄珠密语·天运加临纪》篇

通用六气概念	厥阴风木	太阴湿土	阳明燥金
首见出处	《论奥·论天地六气》篇		

第六节　《论奥》论交六气时日——寒春正朔三足鼎立，《论奥》独取传承大寒

在前文中，我们已经讨论了"六气"概念逐步由《素问》至《论奥》的出现过程。而在五运六气理论中，"概念"之外最具争议性的问题，首当其冲要数六气每一步开始与结束的具体日期、时刻，即"六气交司时刻"。这一问题，是五运六气格局推演的基础问题，也是《论奥》重点论述的问题之一。

《论奥》的核心观点有二：①每气主时六十日八十七刻半，②六气的起始日期为每年大寒日。

第一条观点在《论奥·论交六气时日》与《论奥·论日刻》两篇中均有陈述，且《论奥·论日刻》一篇对不同年份六气具体开始时刻的描述原文"甲子之岁，初之气始于漏水下一刻，终于八十七刻半……如此而转至戊辰年初之气矣，复

始于漏水下一刻,则四岁而一小周也"基本源于《素问·六微旨大论》一篇中"甲子之岁,初之气,天数始于水下一刻,终于八十七刻半……次戊辰岁初之气复始于一刻,常如是无已,周而复始"。因此不再展开讨论。

第二条观点出自《论奥·论交六气时日》与《论奥·论主气》两篇,其原文分别如下:

(1)"自十二月中气大寒日,交木之初气。次至二月中气春分日,交君火之二气。次至四月中气小满日,交相火之三气。次至六月中气大暑日,交土之四气。次至八月中气秋分日,交金之五气。次至十月中气小雪日,交水之六气。"

(2)"木为初气,主春分前六十日有奇……君火为二气,主春分后六十日有奇……相火为三气,主夏至前后各三十日有奇……为四气,主秋分前六十日有奇……金为五气,主秋分后六十日有奇……水为六气,主冬至前后各三十日有奇。自斗建亥正至丑之中。"

而这一观点,本身并非来自《素问》原文。

关于"六气交司时日"这一问题,以下将从:《素问》原文考证、王冰注释梳理、《论奥》观点源流、现代学者研究等四部分讨论。

一、运气七篇的交司日期——正月朔日明见,节气寒春未言

在运气七篇中,明确提到交司时刻的有 2 处。一处为《六微旨大论》中"甲子之岁,初之气,天数始于水下一刻,终

于八十七刻半……"一段。这一段明确提出了六气六步的交司时刻,但没有说明六气起始的具体日期。

另一处为《六元正纪大论篇》中"夫六气者,行有此,止有位,故常以正月朔日平旦视之,睹其位而知其所在矣。运有余,其至先。运不及,其至后……"一段。这一段明确表达了判断六气"行止"的方法是在"正月朔日平旦"(即农历正月初一黎明)进行观察。虽然其中具体"视"什么、"睹"什么,没有明确指出,但可以肯定判断六气"至先"或"至后"的标准日期是"正月朔日"。

在运气七篇之外的篇章中,另有《诊要经终论》中"正月二月,天气始方,地气始发,人气在肝。三月四月,天气正方,地气定发,人气在脾。五月六月,天气盛,地气高,人气在头。七月八月,阴气始杀,人气在肺。九月十月,阴气始冰,地气始闭,人气在心。十一月十二月,冰复,地气合,人气在肾。"一段,讨论不同月份的天气、地气与人气的状态,亦与"六气主时"相关,或可参考。

二、王冰对《素问》原文的注释——寒春本"手足","反目"始王冰

尽管《素问·六元正纪大论》中明确表达了"正月朔日"为判断六气行止先后的日期,但王冰又在对《素问》原文的多处注释中提出了不同的观点。其对《素问》不同段落的注释总结如下,见表2-14。

表 2-14 王冰对《素问》原文的注释

《素问》篇章	《素问》原文	王冰注释
1.《六微旨大论》	其有至而至,有至而不至,有至而太过,何也	此皆谓天之六气也。初之气,起于立春前十五日。
	显明之右,君火之位也。君火之右,退行一步,相火治之。	自春分后六十日又奇,斗建卯正至于巳正,君火位也……相火,则夏至日前后各三十日也
	复行一步,土气治之。	雨之分也,即秋分前六十日而又奇,斗建未正至酉之中,四之气也。
	复行一步,金气治之。	燥之分也,即秋分后六十日而又奇,自斗建酉正至亥之中,五之气也。
	复行一步,水气治之。	寒之分也,即冬至日前后各三十日,自斗建亥至丑之中,六之气也。
	复行一步,木气治之。	风之分也,即春分前六十日而又奇,自斗建丑正至卯之中,初之气也。
	复行一步,君火治之。	热之分也,复春分始也,自斗建卯正至巳之中,二之气也
2.《六元正纪大论》	数之始起于上,而终于下。岁半之前,天气主之,岁半之后,地气主之,上下交互,气交主之,岁纪毕矣。	岁半,谓立秋之日也。

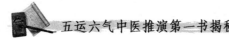

(续　表)

《素问》篇章	《素问》原文	王冰注释
3.《六元正纪大论》	夫六气者,行有此,止有位,故常以正月朔日平旦视之,睹其位而知其所在矣。	阴之所在,天应以云;阳之所在,天应以清净。自然分布,象见不差。
	运有余,其至先。运不及,其至后。	先后,皆寅时之先后也。先则丑后,后则卯初。
	运非有余,非不足,是谓正岁,其至当其时也。	当时,谓当寅之正也。
4.《六节藏象论》	求其至也,皆归始春。	始春,谓立春之日也。春为四时之长,故候气皆归于立春前之日也。

其中需要说明的共有四处。

首先,在表格第一部分王冰对《六微旨大论》的注释中,"立春前十五日"所指即为大寒日,"春分后六十日"即为小满月,"夏至日前后各三十日"为小满开始到小暑结束,"秋分前六十日"即为大暑日,"秋分后六十日"即为立冬结束,"冬至日前后各三十日"为小雪开始到小寒结束,"春分前六十日"即为"立春前十五日"亦即大寒日。

其次,在表格第二部分王冰对《六元正纪大论》的注释中,以立秋日为"岁半"推算,则"岁首"应为立春日(新校正云:详初气交司在前岁大寒日,岁半当在立秋前一气十五日,不得云立秋日也)。

再次,由表格第三部分可见,王冰对"正月朔日"的出现,未做注释。

最后,王冰在对七篇大论之外的《六节藏象论》中,将"求其至也,皆归始春"释为"立春"。

由此可见,王冰对六气起始日期有"大寒说"与"立春说"两种不同的解释。

三、《论奥》观点的源流——取大寒于王冰,扬节气于后世

通过以上整理可以发现,《论奥》中以大寒作为初之气起始日、春分为二之气起始、小满为三之气起始、大暑为四之气起始、秋分为五之气起始、小雪为六之气起始的观点并非源自《素问》原文,而是源于王冰对《素问·六微旨大论篇》中"其有至而至,有至而不至"一段的注释。同时,《论奥》对《素问》原文中的"正月朔日说"与王冰注释中的"立春说"所采取的态度为不置可否、并未继承。

此后,在"六气起始日"这一问题上,后世学者多以"大寒日"为准,如:

宋·吴禔在《宋徽宗圣济经》[①]中注曰:"初之气始于大寒而终于惊蛰"。

宋·陈无择《三因极一病证方论》[②]中曰:"自大寒后至春分 厥阴风木为一主气"。

金·刘完素《新刊图解素问要旨论》[③]中歌诀:"大寒厥

---

①吴禔注.宋徽宗圣济经[M].北京:中华书局,1985.

②王象礼.陈无择医学全书[M].北京:中国中医药出版社,2005.

③宋乃光.刘完素医学全书[M].北京:中国中医药出版社,2006.

阴初之气,春分君火二之居"。

金·张子和《儒门事亲》①中曰:"自大寒至立春、春分,厥阴风木之位"。

清·吴谦等《医宗金鉴》②中注曰:"二十四气,即大寒、立春、雨水、惊蛰主初之气也"。

在现代,任应秋先生在其运气学著作《任应秋运气学说六讲》中说:"厥阴风木为初气,主春分前六十日八十七刻半……初气,从十二月中的大寒起算,经过立春、雨水、惊蛰,至二月中的春分前夕。"

方药中先生在《黄帝内经素问运气七篇讲解》③说:"初之气从大寒节开始,包括立春、雨水、惊蛰,至春分为止四个节气。风从东来,天气开始温暖,相当于每年的春季,所以初之气为厥阴风木。"

苏颖教授在五运六气"十三五"规划教材《五运六气概论》④中说:"初之气从大寒节算起,主大寒、立春、雨水、惊蛰四个节气……"

"十一五"国家规划教材《中医基础理论》⑤中说:"(主气的推算)初之气为厥阴风木,从大寒节至春分节……"等。

---

①徐江雁.张子和医学全书[M].北京:中国中医药出版社,2006.

②(清)吴谦著,闫志安,何源校注.医宗金鉴[M].北京:中国中医药出版社,1994.

③方药中,许家松.黄帝内经素问运气七篇讲解[M].北京:人民卫生出版社,2007.10.

④苏颖.五运六气概论[M].北京:中国中医药出版社,2016.

⑤曹洪欣.中医基础理论[M].北京:中国中医药出版社,2004.

医学典籍汗牛充栋，运气条文浩如烟海，笔者未能尽观尽举，然从清·陆懋修在《世补斋医书·客气加临主气年表》①一篇中言："向之言初、终六气者，每以大寒为始，从二分、二至前后析之。惟是疏解《内经》之义，当即证以《内经》之文。考《六元正纪》本篇，帝问六气主时，客气加临之应，而岐伯对以'行有次、止有位，常以正月朔日平旦视之，睹其位而知其所在'，则客主之气皆当以正月之朔为始，而以一年十二月分之为最合。"由此可见"大寒说"传播之广，亦见众多学者思辨之精。而在其中，《论奥》在"正月朔日说""立春说"与"大寒说"三种学说中"偏取一家，独论大寒"的做法或许对"大寒说"的广泛传播起到了较大作用。

四、六气起始的现代研究——文献统计各擅胜场，大寒立春仍旧分歧

关于"六气起始"这一问题，现代学者多以"初之气起始时刻"为焦点进行探讨。研究方法则主要分为"古代文献理论解读"与"现代数据统计分析"两大类。但在不同的研究方法下，研究结果则再度出现分歧，呈现"立春、大寒各有拥趸"的局面。

1. 以文献为基础的理论研究——尊经崇古引典易缺

以"理论解读"为主要方法的研究大致分为两类，一类研究侧重于对《黄帝内经·素问》原文与注释的梳理，以《内

---

①王璟．陆懋修医学全书[M]．北京：中国中医药出版社，1999．

经》原文的直观表达作为理论依据。这类研究以《六气开始时间考辨》①、《五运六气理论的起始时刻辨析》②等文章为代表，认为"正月朔日说"与"立春说"更具说服力。

另一类研究侧重于利用古代多学科知识阐发五运六气理论中言之未尽的学术背景与默认表达。这类研究以文章《从古代天文历法角度探讨〈内经〉五运六气起始节气》③为代表，该研究认为从古代天文学理论分析，五运六气的起始应为"大寒"。

在以上两类研究中，认为立春日为每年五运六气起算日的核心论证思路是：（1）《内经》原文的"标准答案"为正月朔日；（2）我国农历历元年年首为正月朔日合于立春日；（3）五运六气的起算时刻当为每年岁首，并不跨年。由（1）（2）（3）可得，初之气的起始日期当为立春。但这类文章对相关历法知识背景的说明并不充分，缺少对条件（2）的明确文献证明。

认为大寒日为运气起算节气的核心论证思路是：（1）古人以冬至为一年之始；（2）太阳位于黄道"冬至点"子位时，斗建所指为丑位正中；（3）地面节气以斗建为准，斗建丑位正中对应大寒。由（1）（2）（3）可得，运气的开端应定为大寒。这一论证在结果上出现了"太阳位于黄道冬至点时，地

　①田合禄．六气开始时间考辨[J]．中国中医基础医学杂志，2017，22(11)：1504-1508.

　②杨威．五运六气理论的起始时刻辨析[J]．中国中医基础医学杂志，2014，20(7)：865-867，871.

　③孟庆岩，刘圆圆，王诗源，等．从古代天文历法角度探讨《内经》五运六气起始节气[J]．上海中医药大学学报，2019，33(1)：8-10，19.

面节气反而处于大寒"的矛盾;在研究方法上,其参考文献均为二手文献,且所列古代文献观点多脱离原文语境,难免断章取义之嫌。

2. 以数据为基础的统计分析——算法标准意义难明

以"数据分析"为主要方法的研究亦可分为两类,一类研究以气象学资料为对象进行统计分析,旨在从气候表现印证运气理论。而源于对数据选择标准与分析方式的不同,这类研究所得结论也并不统一。如"对长春地区 60 年间的日平均气温进行统计学分析的研究"[1]与对"乌鲁木齐、长春、郑州等全国 10 地区 30 年间日平均气温、平均相对湿度、平均风速等 10 种气象要素变异系数进行分析的研究"[2]均认为将大寒日选定为六气起始时间更为合理。而"对北京市 60 年间日平均气温、日平均水汽压、日平均风速等相关气象资料的统计学分析的研究"却表示"王冰提出的运气始于大寒纯属谬误",否定了"大寒说"[3]。

另一类研究以某种疾病发病率为对象进行统计分析,意在从疾病表现检验运气理论。这类研究以文章《从 SARS 发病规律论证五运六气起点时间及临床意义》[4]为代表,该

①王利锋,苏颖. 基于长春地区六十年气象资料对六气起始时间的研究[J]. 吉林中医药,2014,34(9):869-872.

②高春廷,柯资能,王行甫,等. 从气象资料变异系数看六气主气时段划分合理性[J]. 辽宁中医药大学学报,2012,14(10):50-51.

③刘玉庆,高思华,张德山. 从北京市 60 年气象资料看王冰注释运气计算模式的谬误[J]. 北京中医药大学学报,2010,12(4):813-816.

④何时军,张小鸥,彭姝晗,等. 从 SARS 发病规律论证五运六气起点时间及临床意义[J]. 中医临床研究,2018,10(22):10-12.

研究用大寒、立春两种起点时间划分方法分别统计北京
2003 年初之气到三之气的 SARS 发病率,并认为以立春为
五运六气起始点更符合《内经》中"癸未年二之气温厉大行"
的描述。

在以上两类研究中,支持"大寒说"的几项研究多各有
不完善之处,使其研究结论均有失偏颇。

在"以长春地区 60 年间的日平均气温进行统计学分析
的研究"中,作者将"气温最低波谷点日期"选作六气起始时
间参考点,得到大寒日更适合选定为六气起始日的结论。
其研究实质是在比较大寒日与立春日二者谁的平均气温更
低。而据《素问·六元正纪大论篇》中"厥阴所至为和平
……为风府,为璺起……为生,为风摇……为风生,终为肃
……为生化……为飘怒大凉……为挠动,为迎随。""太阳所
至为寒雾……为寒府,为归藏……为藏,为周密……为寒
生,中为温……为藏化……为寒雪冰雹、白埃……为刚固,
为坚芒,为立。"与《素问·五运行大论篇》中"神在天为风,
在地为木……其性为暄,其德为和,其用为动……其化为荣
……其政为散,其令宣发,其变摧拉,其眚为陨……""其在
天为寒,在地为水……其性为凛,其德为寒,其用为脏……
其化为肃……其政为静,其令霰雪,其变凝冽,其眚冰雹
……"等表述,初之气"厥阴风木"的核心气候特征是多风,
终之气"太阳寒水"的核心气候特征是寒冷。以"平均气温
最低点"作为六气起始时间参考点的选定标准实质上错误
匹配了"厥阴风木"与"太阳寒水"所代表的气候特征。

在"对全国 10 地区 30 年间日平均气温、平均相对湿度、平均风速等 10 种气象要素数据进行统计分析的研究"中,作者通过比较大寒起始、立春起始和小寒起始三种划分方式下相同时段(初之气到终之气)各气象要素的变异系数来比较三种划分方式的合理性,并认为变异系数越小划分方式越合理。而该项研究有两处显著缺点使其研究结论并不具有足够说服力。

其一,该研究是对气象数据资料进行的统计学分析,但文中并未说明其所采用的检验方式与 P 值。即该研究所观察的"大寒组""立春组""小寒组"的各气象资料数据的"变异系数"所呈现的差异是否具有统计学意义并不明确。其二,该研究以"变异系数"作为判定六气划分方式准确度的核心衡量指标是不够合理的。因"变异系数"为数据的标准差与平均值之比,是一个反映数据离散程度的统计量,即该研究认为气候变化的综合剧烈程度越小则分段方式越合理。但这种判断标准尚缺乏充分的理论依据或研究证据支持。倘若以气候的稳定程度作为"六气"的分段依据,则每年以"十二气""二十四气"等时间跨度越小方式的划分,相应时间区间内气候变化的剧烈程度会越小,所收集的气象要素数据离散程度就会越小,则应当越符合这一标准。而事实恰与之相反,"一年六气"是"一年十二月""一年二十四节气"等众多分段方式中时间跨度相对较大的一种。可见该研究的核心衡量指标尚有待考量,且研究结论略显武断。

与以上研究相比,对"大寒说"持否定态度的"对北京市

60年间相关气象资料的统计学分析的研究"（刘玉庆、高思华等）与"从SARS发病规律论证五运六气起点时间"的研究（何时军、张小鸥等）在研究方法与研究结果上更加完善、准确。但这两项研究从研究结果而言，只能得到"'立春说'比'大寒说'更接近《内经》对气候及发病论述"的结论，却不能支持"初之气起于立春"这一观点。

3. 对未来研究方法的思考建议——理明义清方法多途

通过对以上代表性论文的学习讨论可以发现，由于以文献为基础的理论研究需要研究人员以"理论"破解"理论"，则当论据不够充分，仅以研究者自身的理解与知识储备对某一论点进行证明时，其论证逻辑通常不够顺畅、其观点结论总会略显苍白。而以数据为基础的统计研究则需要在数据来源科学、真实、可靠的前提下，选择意义明确、合适的指标进行分析观察，若研究方法不够严谨、观察指标不够恰当，则研究结论便会稍见武断。

尽管在临床应用中，有的学者与医师于"六气主时"这一问题上能够灵活运用，以切身观察到的实际气候状况与发病情况为准，并不囿于"立春说""大寒说"的理论纷争。但作为科研人员，还是要在明确六气概念与内涵的基本前提下选取合适的研究方法、充足的说理证据与客观公正的态度进行理论解读，否则将会使研究结果始终难以成为学界共识。

据此，本文拟就"六气初始时间的研究"这一研究主题尝试性地提出几则研究建议与论文成文格式，望与学界同仁共同探讨、盼为未来研究略尽薄心：

（1）无论采取何种研究方法，首先要明确五运六气理论来源"七篇大论"中"六气"的概念、内涵。

（2）以文献为基础的理论研究要明确标识其理论观点的出处或证据。对古文献中观点的解读做到不断章取义，对多学科理论的借用做到言必有据、引必有依。

（3）以数据为基础的统计研究要选定可以反映六气各自特征的主要气象因素作为观察对象，并说明核心观察指标的意义以判定其研究价值。尽力避免出现所处理、观察、分析的数据与所研究目标的理论内涵不相匹配的情况。

（4）未来可从"正月朔日与六气起始点关系""疾病发病与六气主时关系""六气真实内涵与其主时关系"等多角度入手，对六气起始点进行分析研究。

基于上述研究结果，本研究认为：《论奥》在五运六气理论体系的构建与传承过程中作用重大、影响深远、地位重要。《论奥》在继承《素问》运气七篇核心思想与世界观的基础上，融合多部古代经典文献中的知识，为五运六气理论体系贡献了许多为后世所公认并通用的概念、观点、认知方式与理解方式，使学界形成了较为稳定的思维范式。而这一思维范式受其诞生时代的影响，既有优越性，又有局限性。这便需要我们未来在清晰准确的理论阐发前提下，用现代科学方法以严谨的科研思路与完善的知识体系链条对"假说"或"猜想"做出合理的证明。如此，才能确保五运六气这一传统学术内容能够在临床应用中发挥出最大价值。

第七节　关于五运六气理论模型的讨论

五运六气是以时间为线索,对周期性出现的气候、物候、病候进行分析的理论模型。世界著名物理学家斯蒂芬·霍金曾在他的著作《大设计》中指出,一个好的模型应当有 4 个条件:

(1)它是优雅的;

(2)它包含很少可调整的元素;

(3)它和全部已有的观测一致并能解释之;

(4)它能对将来的观测做出详细的预言。

"五运六气"正是这样一个在中医领域中试图解释已有现象、预言未来观测的模型。尽管霍金对"好的"理论模型设定了严苛的标准,但正如同样作为世界顶级物理学家的杰弗里·韦斯特在其著作《规模》中所言:"理论分析模型刻意简化了较为复杂的现实世界。它们的效用取决于捕捉大自然运行的基本要素程度,取决于其假设的合理程度、逻辑严谨程度,以及与观察结果的内部一致性、简化性或解释力。"因为"简化",所以复杂世界的运行不可避免地在不同程度上与理论模型的"预测"有所偏差。

这也正是为什么,部分中医学者与临床医生在诸如"六气起始日期"这一问题上,采取了"不以数推,以象之谓也"的态度。他们从实际观测出发运用五运六气的思维解决问题,但不在理论争议中精磨细琢。张景岳也在《类经·运气类》中说："读运气者，当知天道有是理，不当曰理必如是也。然变化虽难必，而易尽其几矣；天道虽难测，而运气尽其妙矣"，既肯定了五运六气的合理性，也承认了五运六气的误差性，主张灵活看待不必拘泥。

然而，作为基础理论研究的科研人员还应意识到，理论模型与现实世界的偏差不仅仅是因为"简化"与"复杂"的差异，还因为我们在认识、使用这个模型时，对其中客观存在的"真理"并未透彻理解，又对以讹传讹的"谬说"不能清晰识别。

因此，对于《素问入式运气论奥》的研究，限于篇幅、时间、资料的限制，本书将重点研究内容聚焦在了构建五运六气理论模型的基础概念上。从"演算工具——干支""推导思维——五行""基本组成——五运、六气"等概念的发生、发展角度入手，努力解决对这一模型的认识与理解问题。只有认识了以上学术观点诞生的前因后果，领会了基本理论模型表达的真实内涵，才能摈弃盲目的迷信与武断的成见，为五运六气理论的正确应用创造前提。故而，对作者刘温舒的生平以及《论奥》一书中"论标本""论运气加临""论纪运""论手足经""论六病""论六脉""论治法"等有关五运六气格局综合分析与临床诊治基础篇章的研究，将在未来以本书研究结果为基础逐步开展。

本研究所得观点与结论均以现有可见文献资料为前提，可能存在文献获得的局限，不排除未来因更多资料涌现而对学术观点进行修正与完善。

参考文献

[1] （日）丹波元胤著，郭秀梅，（日）冈田研吉整理．医籍考[M]．北京：学苑出版社，2007.

[2] 薛清录．全国中医图书联合目录[M]．北京：中医古籍出版社，1991.

[3] 薛清录．中国中医古籍总目[M]．上海：上海辞书出版社，2007.

[4] 王瑞祥．中国古籍书目提要[M]．北京：中医古籍出版社，2009.

[5] 方药中，许家松．黄帝内经素问运气七篇讲解[M]．北京：人民卫生出版社，2007.

[6] 任应秋．任应秋运气学说六讲[M]．北京：中国中医药出版社，2010.

[7] 苏颖．中医运气学[M]．北京：中国中医药出版社，2009.

[8] 苏颖．五运六气概论[M]．北京：中国中医药出版社，2016.

[9] 杨威．五运六气珍本集成[M]．北京：中医古籍出版社，2017.

[10] （唐）房玄龄注，（明）刘绩补注，刘晓艺校点．管子[M]．上海：上海古籍出版社，2015.

[11] （汉）董仲舒．春秋繁露[M]．北京：中华书局，1975.

[12] 张效霞，张鹏．五行配时空的演变过程及其原理溯源[J]．中医文献杂志，2003，21（4）：16-18.

[13] （汉）班固．白虎通[M]．北京：中华书局，1985.

[14] （汉）许慎著，张三夕导读，刘果整理．说文解字 注音版[M]．长沙：岳麓书社，2006.

[15] （汉）郑玄注，（宋）王应麟辑，（清）孔广林增订．尚书郑注[M]．商务印书馆，1937.

[16] 陈久金．阴阳五行八卦起源新说[J]．自然科学史研究，1986，5（2）：97-112.

[17] 贺娟．论五行学说的起源和形成[J]．北京中医药大学学报，2011，34

(7):437-440,447.

[18] 安居香山,中村璋八辑.纬书集成 中[M].石家庄:河北人民出版社,1994.

[19] (汉)董仲舒.春秋繁露.[M].北京:中华书局,1975.

[20] (隋)萧吉撰,马新平,姜燕点校.五行大义[M].北京:学苑出版社,2014.

[21] 孙一奎撰,凌天翼点校.赤水玄珠全集[M].北京:人民卫生出版社,1936:01.

[22] 福建中医学院林古恒.运气图说[M].福建中医学院科研科 福建省中医研究所,1963.

[23] (明)万明英撰,陈明释.三命通会 [M].北京:中医古籍出版社,2008.

[24] (明)张楠.子平精粹 [M].北京:华龄出版社,2010.

[25] 郝万山.关于五行的讨论[J].北京中医药大学学报,2009,32(1):8-11.

[26] 贺娟.论五行学说的起源和形成[J].北京中医药大学学报,2011,34(7):437-440,447.

[27] 孙广仁.中医基础理论[M].北京:中国中医药出版社,2007.

[28] 斯蒂芬·霍金,列纳德·蒙洛迪诺.大设计[M].长沙:湖南科学技术出版社,2011.

[29] (清)孙希旦撰,沈啸寰,王星贤点校.礼记集解 [M].北京:中华书局,1989:02.

[30] (唐)房玄龄.晋书[M].北京:中华书局,1974.

[31] 靳九成,高国建,靳浩,等.医易历干支纪元的天文学背景探讨[J].中华中医药杂志,2010,25(5):651-654.

[32] 张登本.唐宋金元名医全书大成 王冰全书医学[M].北京:中国中医药出版社,2015.

[33] 宋乃光.刘完素医学全书[M].北京:中国中医药出版社,2006.

[34] (明)张介宾.类经图翼 附 类经附翼[M].人民卫生出版社,1965.

[35] 王玉兴.黄帝内经素问三家注 运气分册[M].北京:中国中医药出版社,2013.

[36] (明)汪机.运气易览[M].北京:中国中医药出版社,2016.

[37] 曹洪欣.中医基础理论[M].北京:中国中医药出版社,2004.

[38] 李经纬,余瀛鳌,蔡景峰,等.中医大辞典[M].北京:人民卫生出版社,1995:321.

[39] (宋)吴禔注.宋徽宗圣济经[M].北京:中华书局,1985.

[40] 徐江雁.张子和医学全书[M].北京:中国中医药出版社,2006.

[41] (清)吴谦编,闫志安,何源校注.医宗金鉴[M].北京:中国中医药出版社,1994.

[42] 王璟.陆懋修医学全书[M].北京:中国中医药出版社,1999.

[43] 田合禄.六气开始时间考辨[J].中国中医基础医学杂志,2017,22(11):1504-1508.

[44] 杨威.五运六气理论的起始时刻辨析[J].中国中医基础医学杂志,2014,20(7):865-867,871.

[45] 孟庆岩,刘圆圆,王诗源,等.从古代天文历法角度探讨《内经》五运六气起始节气[J].上海中医药大学学报,2019,33(1):8-10,19.

[46] 王利锋,苏颖.基于长春地区六十年气象资料对六气起始时间的研究[J].吉林中医药,2014,34(9):869-872.

[47] 高春廷,柯资能,王行甫,等.从气象资料变异系数看六气主气时段划分合理性[J].辽宁中医药大学学报,2012,14(10):50-51.

[48] 刘玉庆,高思华,张德山.从北京市60年气象资料看王冰注释运气计算模式的谬误[J].北京中医药大学学报,2010,12(4):813-816.

[49] 何时军,张小鸥,彭姝晗,等.从SARS发病规律论证五运六气起点时间及临床意义[J].中医临床研究,2018,10(22):10-12.

[50] 王象礼.陈无择医学全书[M].北京:中国中医药出版社,2005.

[51] (明)王肯堂．医学穷源集[M].中国中医科学院图书馆藏清刻本．

[52] (明)汪机．运气易览[M].明嘉靖元年壬午(1522)至明崇祯六年癸酉(1633)祁门朴墅汪氏祠堂汇刻本．

[53] (清)李延昰．脉诀汇辨[M].中国中医科学院图书馆藏清康熙五年丙午(1666)李氏刻本．

[54] 李经纬．中医史[M].海口:海南出版社,2015.

[55] 孟庆云．五运六气理论的发生演进与学术意义[C].北京:五运六气理论与临床应用研修班论文集,2017:1-7.

[56] 杨威,白卫国．五运六气研究[M].北京:中国中医药出版社,2011.

[57] (宋)沈括,(宋)苏轼．苏沈良方[M].上海:上海科学技术出版社,2003.

[58] (宋)沈括著,侯真平校点．梦溪笔谈[M].长沙:岳麓书社,1998.

[59] 郑炜．沈括的医药学贡献初探[J].浙江中医学院学报,1986,15(03):26-28.

[60] 彭少辉．沈括医学思想初探[J].医学与哲学,2006,27(11):57-58.

[61] 徐仪明．数与宋明医易学[J].复旦学报,1998,40(6):62-66,97.

[62] [日]冈西为人．宋以前医籍考[M].北京:人民卫生出版社,1958.

[63] 杨威,张宇鹏,王国为,等．五运六气精华类编[M].北京:中国古籍出版社,2017.

[64] [日]冈本为竹著,承为奋译．运气论奥谚解7卷[M].南京:江苏人民出版社,1958.

[65] 任应秋．任应秋论医集[M].北京:人民军医出版社,2008.

[66] 吕变庭．运气学说与金代医学的发展[J].宋史研究论丛,2009(10):237-254.

[67] 马锡明．基于北京地区的气候变化探讨运气模式的科学内涵[D].北京:北京中医药大学,2011.

[68] 《中医大辞典》编辑委员会．简明中医辞典[M].北京:人民卫生出版

社,1979.

[69] 邹勇,周勇.三因司天方探源[J].山东中医药大学学报,2017,14(5):422-424.

[70] 严世芸.宋代医家学术思想研究[M].上海:上海中医学院出版社,1993.

[71] 钱超尘.中国医史人物考[M].上海:上海科学技术出版社,2016.

[72] 严世芸.中医各家学说[M].北京:中国中医药出版社,2003.

[73] (汉)张机.注解伤寒论[M].北京:人民卫生出版社,1956.(作者当为成无己)

[74] (宋)成无己.伤寒明理论[M].北京:商务印书馆,1955.

[75] 张卫."五味"理论溯源及明以前中药"五味"理论系统之研究[D].北京:中国中医科学院,2012.

[76] 杨威,刘赛华,杜松,等.五运六气经典集粹[M].北京:中国古籍出版社,2017.

[77] 于赓哲.弥漫之气:中国古代关于瘟疫"致"与"治"的思维模式[J].文史哲,2016,58(5):126-138,168.

[78] (宋)赵佶撰,(宋)吴瞭注,刘淑清点校.圣济经[M].北京:人民卫生出版社,1990.

[79] 杨威.《宋太医局诸科程文格》之五运六气探讨[J].现代中医药,2010,30(3):63-64.

[80] 李经纬,孙学成编校.四库全书总目提要 医家类及续编[M].上海:上海科学技术出版社,1992.

[81] 薛凤奎,刘海起,任翼,等.中医学术思想史[M].辽宁中医学院,1981.

[82] 刘琳,刁忠民,舒大刚校点.宋会要辑稿5[M].上海:上海古籍出版社,2014.

[83] 李成文.宋金元时期中医学发展特点及其对后世的影响[J].中国医

药学报,2003,18(3):133-135,191.

[84] 谢观.中国医学源流论[M].福州:福建科学技术出版社,2003:46.

[85] 孟庆云.宋明理学对中医学理论的影响[J].中华医史杂志,2001,32(3):4-7.

[86] 李成文.宋金元时期中医学发展特点及其对后世的影响[J].中国医药学报,2003,18(3):133-135,191.

[87] 朱熹.河南程氏遗书(下)[M].商务印书馆,民国二十四年.

[88] (宋)刘温舒原著,张立平校注.素问运气论奥校注[M].北京:学苑出版社,2008.

[89] 苏颖.刘温舒与《素问入式运气论奥》[J].吉林中医药,2014,34(1):12-14,73.

[90] 杨毓隽.刘温舒对运气学说的贡献[J].浙江中医杂志,1994,29(10):437-439.

[91] 马坚.对"六气模式"的改造[J].成都中医学院学报,1994,17(1):9-13.

下篇 《素问入式运气论奥》原著

宋 刘温舒撰

序

朝散郎　　大医学司业　　刘温舒撰

夫医书者,乃三坟之经①,伏羲观天文造甲历,神农尝百药制《本草②》,黄帝论疾苦成《素问》。因知其道奥妙,不易穷③研,自非留④心刻意,岂达玄机。且以其间气运最为补泻之要,虽备见黄帝与岐伯⑤、鬼臾区问对,分糅篇章,卒无入法,稍难施用。

余性识偏陋,窃慕真风,栖心圣典,积有岁月,虽吏役尘劳之暇,亦未尝暂舍。笔萃斯文,久以盈轴,莫不究源、附说、解惑、分图,括上古运气之秘文,撮斯书阴阳之精论。若网之在纲,珠之在贯,粲然明白。笺明奥义,咸有指归。讵饰文辞,庶易晓晤,使览者经目,顿知妙⑥道几过半矣,讵⑦敢沽誉?且畏医药之差⑧误遗人夭殃,绝人长命尔。

　　　　　　元符⑨己卯⑩岁 丁丑月望日⑪序

----

①三坟之经:伏羲、神农、黄帝之书。

②草:原作"艸",异体字,下同。

③穷:原作"竆",异体字,下同。

④留:原作"畱",异体字,下同。

⑤岐伯:原作"歧伯",按现代书写习惯改,下同。

⑥妙:原作"玅",异体字,下同。

⑦讵(jù):岂,难道。

⑧差:原作"瘥",异体字,下同。

⑨元符:宋哲宗赵煦年号,元符二年己卯,即公元1099年。

⑩卯:原作"夘",异体字,下同。

⑪望日:天文学指月圆日,月满盈,夏历月的十五日。

目 录

卷下

卷 上

五运六气枢要图

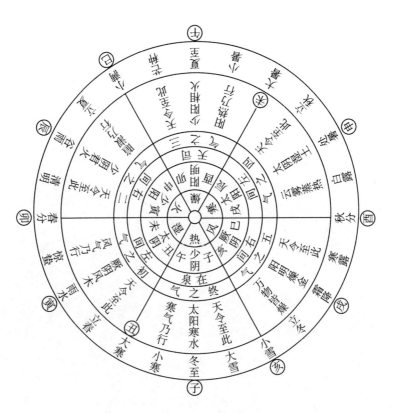

图 3-1 五运六气枢要之图

六十年纪运图

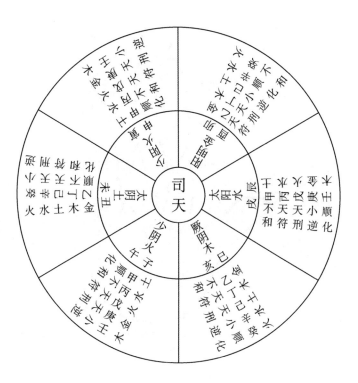

图 3-2 六十年纪运之图

十干起运诀

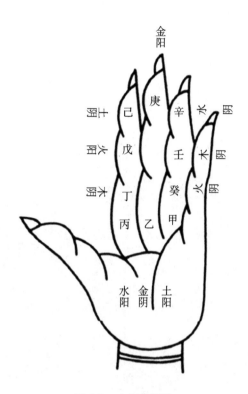

图 3-3　十干起运诀

十二支司天诀

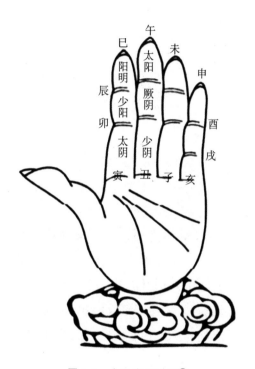

图 3-4 十二支司天诀①

原图注：少阴子午，太阴丑未，少阳寅
申，阳明卯酉，太阳辰戌，厥阴巳亥。

---

①原书此图后又附"新刊《素问入式运气论奥》卷上"，按现代排版习惯删除。

论五行生死顺逆第一

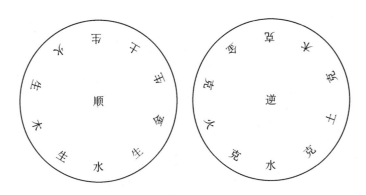

图 3-5　五行生死顺逆之图

五行相生相克,其理昭然。十干,十二支,五运六气,岁月日时,皆自此立,更相为用。在天则为气,寒、暑、燥、湿、风。在地则成形,金、木、水、火、土;形气相感而化生万物,此造化生成之大纪也。原其妙用,可谓无穷矣。

木主于东,应春。木之为言,触也,冒也。阳气触动,冒地而生也。水流趋^①东以生木也。木上发而覆下,乃自然之质也。

火主于南,应夏。火之为言,化也,燬^②也。阳在上,阴在下,燬然盛而变化万物也。钻木作火,木所生也。然火无正体,体本木焉,出以应物,尽而复入,乃自然之理也。

---

①趋:同"趋",奔跑,奔向。
②燬(huǐ):烈火,燃烧,焚毁。

金主于西,应秋。金之为言,禁也。阴气始,禁止万物而揪①敛。披沙拣金,土所生也。生于土而别于土,乃自然之形也。

水主于北,应冬。水之为言,润也。阴气濡润,任养万物也。水西而东,金所生也。水流曲折,顺下而达,乃自然之性也。

土主于中央,兼位西南,应于长夏。土之为言,吐也。含吐万物,将生者出,将死者归,为万物家,故长于夏末,火所生也。土或胜水,水乃反一,自然之义也。

其相克者,子能为母复仇②也。木克土,土之子金,反克木;木之子火,反克金;金之子水,反克火;火之子土,反克水;水之子木,反克土也。互能相生,乃其始也;互能相克,乃其终也,皆出乎天之性也。强可攻弱,土得木而达;实可胜虚,水得土而绝;阴可消阳,火得水而灭;烈可敌刚,金得火而缺;坚可制柔,木得金而伐。故五者流行而更转,顺则相生,逆则相克,如是则各各为用,以成其道而已。

论十干第二

天气始于甲干,地气始于子支者,乃圣人究乎阴阳重轻之用也,著名以彰其德,立号以表其事。由是子甲相合,然后成其纪,远可步于岁,而统六十年;近可推于日,而明十二

①揪:原作"揫",异体字,下同。
②仇:原作"讎",异体字,下同。

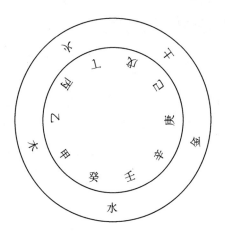

图 3-6　十干之图

时。岁运之盈虚,气令之早晏,万物生死,将今验古,咸得而知之。非特是也,将考[①]其细而知人未萌[②]之祸福,明其用而察病向往之死生,则精微之义可谓大矣哉!

是以东方甲乙,南方丙丁,西方庚辛,北方壬癸,中央戊己,五行之位也。

盖甲乙,其位木,行春之令。甲乃阳内而阴尚包之,草[③]木始甲而出也。乙者阳过中,然未得正方,尚乙屈也。又云:乙,轧也。万物皆解乎甲,自抽轧而出之。

丙丁,其位火,行夏之令。丙乃阳上而阴下,阴内而阳

①考:原作"攷",异体字。
②萌:原作"萠",异体字。
③草:原作"艸",异体字,下同。

外。丁，阳其强，适能与阴气相下。又云：丙，炳也，万物皆炳然，著见而强也。

戊己，其位土，行周四季。戊，阳土也，万物生而出之，万物伐而入之。己，阴土也，无所为而得己者也。又云：戊，茂也。己，起也。土行四季之末，万物含秀者，抑屈而起也。

庚辛，其位金，行秋之令。庚乃阴干，阳更而续者也。辛乃阳在下、阴在上，阴干阳极于此。庚，更故也。而辛，新也。庚辛皆金，金味辛，物成而后有味。又云：万物肃然，更茂实新成。

壬癸，其位水，行冬之令。壬乃阳既受胎、阴壬之，乃阳生之位。壬而为胎，与子同意；癸者，揆也。天令至此，万物闭藏，怀妊于其下，揆然萌芽。

天之道也，以为日名焉。故《经》曰"天有十日，日六竟而周甲"者此也，乃天地之数。故甲、丙、戊、庚、壬为阳，乙、丁、己、辛、癸为阴，五行各一阴一阳，故有十日也。

论十二支第三

清阳为天，五行彰而十干立。浊阴为地，八方定而十二支分。运移气迁，岁岁而盈虚应纪。上升下降，物物而变化可期。所以支干配合，共臻妙用矣。

子者，北方至阴，寒水之位而一阳肇生之始，故阴极则阳生。壬而为胎，子之为子，此十一月之辰也。

至丑，阴尚执而纽之。又：丑，阴也，助也。谓十二月终始之际，以结纽为名焉。

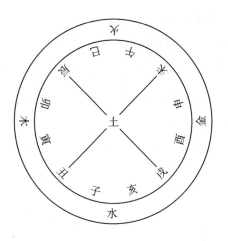

图 3-7　十二支之图

寅，正月也，阳已在上，阴已在下，人始见之时，故律管飞灰以候之，可以述事之始也。又寅，演也，津也，谓物之津涂。

卯者，日升之时也。又卯，茂也，言二月阳气盛而孳茂。

辰者，阳已过半。三月之时，物尽震而长。又谓：辰，言震也。

巳者，四月正阳而无阴也。自子至巳，阳之位，阳于是当。又巳，起也，物毕尽而起。

午者，阳尚未屈，阴始生而为主。又云：午，长也，大也。物至五月，皆满长大矣。

未，六月，木已重而成矣。又云：未，味也。物成而有味，与辛同意。

申者,七月之辰,申阳所为而已。阴至于申,则上下通而人始见。白露叶落,乃其候也。可以述阴事以成之。又云:申,身也,言物体皆成。

酉者,日入之时,乃阴正中八月也。又云:酉,緧也,万物皆緧缩收敛。

九月,戌,阳未既也,然不用事,潜藏于戌土中,乃乾位。戌,为天门故也。又云:戌,灭也,万物皆衰灭矣。

十月,亥,纯阴也。又:亥,劾也,言阴气劾杀万物。此地之道也,故以此名月焉。

甲之干,乃天之五行,一阴一阳言之。子之支,以地方隅言之,故子、寅、午、申为阳,卯、巳、酉、亥为阴。土居四维,王在四季之末,土有四,辰、戌为阳,丑、未为阴,故其数不同也。合而言之,十配十二,共成六十日,复六六而成岁,故《经》曰"天以六六之节以成一岁",此之谓也。

十二支亦曰十二律,亦曰十二辰。其辰有属者,乃位中所临二十八宿之主星禽也,故当其生与宿之禽同为所属故也,而星禽又有正、副焉。如尾火虎、箕水豹皆在寅,亢金龙、角木蛟皆在辰,虎龙为正,余皆此例。火虎、金龙者,又以七曜纪之。今所谓密日者,乃七曜之名号,以太阳直日①则日密,是随日宿而言也。二者虽于《素问》无所明,亦阴阳之奥义,故随文略以举之尔。

---

① 直日:当值。

论纳音第四

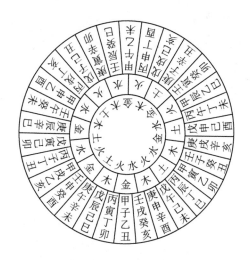

图3-8　纳音之图

十干、十二支相承，共成六十日，乃天地之纪，符会以统日焉。甲，东方，春始生，为时之长。子，北方，阳始生，为气之先，则甲子为首，而乙丑次之。然辰之中，交相参同，则五行互以临遇，无一专致其统矣。

又有纳音之法，乃旋相为宫之法也，正与律吕之用同。而一辰之中，又含五音十二辰，共纳六十音也。如子之一辰，甲子金、丙子水、戊子火、庚子土、壬子木是也。按《汉志》"同类娶妻，隔八生子"者，此纳音法也。"同类娶妻"，谓为甲阳之干，子阳之辰，上下相临，皆阳则亢，而无以兆其和，故娶乙丑为妻。乙丑，干辰皆阴也，余位并同。"隔八生子"，谓甲子前八位，下生壬申金,又隔八,生庚辰金。三位然后左行向火,至火依前隔八生火,火三下生而后至木,木三下生而后至水,水三下生而后至土,土三下生而后至金,乃为一周,复自甲午上生金,依次而转。然隔八生子,则除上下两位而言也。隔八,非第八也,若自甲子至癸酉,通数之,乃共十矣,此周甲之气耳。

纳音之所以金先者,谓五行之中,唯有金声,铸而为器则音声彰矣。《白虎通》曰:钟,兑音也。感之于人则成,肺亦为五脏先,以主音声,外应皮毛。坚而响,亦由金之化也。至秋肃杀,万物坚燥,而风劲凄鸣,乃金之性也。

反干自东右行向南,五音始西而左行向南。阳生于子,所以下生。阴生于午,所以上生。夫上下生者,正谓:天气下降也,地气上升。《易》曰"天地交泰",义见此也。

然所生止三者,亦三元之义。故《经》曰:三而成天,三而成地,三而成人。易爻之象取三。《老子》曰"一生二,二生三,三生万物"即其意也。盖有始,有中,有终,毕矣。

五音变而周乃十二辰,各含五音则成三十位,而遍①六十甲子也。故《经》曰:阴阳相错,变由生也。又曰:高下相召,升降相因,而变作矣。此之谓也。

论六化第五

五行施形于地,为世日用,相生相制,为万物之宗元。推而上之,则其气化百度,何可量也。是以感之于人,则形

---

①遍:原作"徧",异体字。

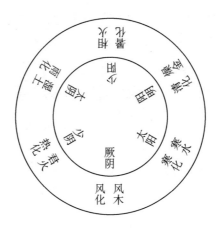

图 3-9　六化之图

体具而为神机之枢；达之于天，则寒暑运而为生化之原。由是，上圣造其微而《内经》作，故论曰"在地成形，在天为气"也。然行有五而气有六，以分君火、相火之化。六气化者，谓寒、暑、燥、湿、风、火也，乃天之元气，然后三阴三阳上奉之，谓之标。标本之论，具在下文。六气皆有一化，举大概①也，寻文考之，则土之化曰湿曰雨，金之化曰燥曰清，各所以明其性而已。

木之化风，主于春，春之为言蠢也。阳气蠢动，故风所以鼓舞万物，为天号令。

君火之化热，主春末夏初，行暄淑之令，而不行炎暑，应君之德也。

---

①概：原作"槩"，异体字，下同。

相火之化暑,主于夏。夏之为言大也,与午同意,炎暑乃行。

金之化清与燥,主于秋。秋之为言揫①也,与金同意,清凉乃行。白露,清气也。金属庚辛,辛为丙妇,带火之气,故燥。《难经》曰:辛,商也。丙之柔,则金燥之化可明矣。久雨霖霪,西风而晴,燥之兆也。西风而雨,燥湿争也,而乃自晴。

水之化寒,主于冬。冬之为言终也,严凛乃行。

土之化湿与雨,主于长夏。长夏,谓六月也。土生于火,长在夏中,既长而王,土润溽暑,湿化行也。盖湿则土生,干则土死。泉出地中,湿化信矣。《经》曰:地气上为云,天气下为雨。雨出地气,云出天气,则土雨之化见矣。同为一岁之令,巡还而治之也。

夫四时寒暄之序,加以六气司化之令,则岁岁各异。凡春温、夏暑、秋凉、冬寒,皆天地之正气。其客行于主位,则自有逆顺、淫胜之异,由是气候不一,岂可一定而论之。阴阳四时之气候,则始于仲月,而盛于季月,故《经》曰:差三十度而有奇。又言:气令盛衰之用,其在四维。故阳之动,始于温而盛于暑;阴之动,始于清而盛于寒,春夏秋冬各有差其分者,此之谓也。四维者,辰戌丑未,四季月也。盖春气始于二月,盛温于三月。夏气始于五月,盛暑于六月。秋气始于八月,盛凉于九月。冬气始于十一月,盛寒于十二月。

---

①揫:原作"揪",异体字,下同。

以此见之,则气差明矣。然五月夏至,阴气生,而反大热,十一月冬至,阳气生,而反大寒者,盖气自下生,则推而上之也,故阴生则阳上而愈热,阳生则阴上而愈寒。以今验之,夏井清凉,冬井温和,则可知也。是所谓岁之常矣。

论四时气候第六

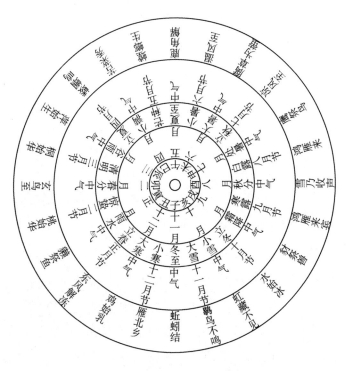

图 3-10　四时气候之图

日月运行而四时成,以其有常也,故圣人立法以步之。阴阳相错而万物生,以其无穷也,故圣人指物以候之。

其六气终始、早晏,五运大少、盈虚,原之以至理,考之以至数,而垂示万古,无有差忒也。《经》曰:五日谓之候,三候谓之气,六气谓之时,四时谓之岁。又曰:日为阳,月为阴,行有分纪,周有道里。日行一度,月行十三度而有奇焉。故大小月三百六十五日而成岁,积气余而盈闰矣。《经》云:日常于昼夜行天之一度,则一日也,共三百六十五日四分之一,而周天度乃成一岁。常五日一候应之,故三候成一气,即十五日也。三气成一节,节谓立春、春分、立夏、夏至、立秋、秋分、立冬、冬至,此八节也。三八二十四气而分主四时,一岁成矣。

春秋言"分"者,以六气言之,二月半,初气终而交二之气;八月半,四气尽而交五之气。若以四时之令言之,则阴阳寒暄之气到此可分之时也。昼夜分为五十刻,亦阴阳之中分也,故《经》曰"分则气异",此之谓也。冬夏言"至"者,以六气言之,则五月半,司天之气至其所在,十一月半,在泉之气至其所在。以四时之令言之,阴阳至此,极致之时也。夏至日长不过六十刻,阳至此而极;冬至日短不过四十刻,阴至此而极,皆天候之未变,故《经》曰"至则气同",此之谓也。

天自西而东转,其日月、五星循天从东而西转,故《白虎通》曰:天左旋,日月、五星右行。日月、五星在天为阴,故右行,犹臣对君也。日则昼夜行天之一度,月则昼夜行天之十三度有奇者,谓复行一度之中作十九分,分之得七。大率月行疾速,终以二十七日,月行一周天,是将十三度及十九分之七数总之,则二十九日计行天三百八十七度有奇。计月行疾之数,比日行迟之数则二十九日。日方行天二十九度,月已先行一周天三百六十五度,外又行天之二十二度,反少七度而不及日也。阴阳家说:谓日月之行,自有前后迟速不等,固无常准,则有大小月尽之异也。

本三百六十五日四分度之一,即二十五刻,当为一岁。自除岁外之余,则有三百六十日。又除小月所少之日六日,止有三百五十四日而成一岁,通少十一日二十五刻,乃盈闰为十二月之制,则有立首之气,气乃三候之至。月半示斗建之方,乃十二辰之方也。闰月之纪,则无立气建方,皆他气,但依历以八节见之,推其所余,乃成闰,天度毕矣,故《经》曰"立端于始,表正于中,推余于终,而天度毕矣"者,此之谓也。

观天之杳冥,岂复有度乎?乃日月行一日之处,指二十八宿为证而记之曰"度",故《经》曰:星辰者,所以制日月之行也。制,谓制度也。

天亦无候,以风、雨、霜、露、草、木之类应期,可验而测之,曰候。言一候之日,亦五运之气相生而直之,即五日也。如环之无端,周而复始。《书》曰:"期①三百六旬有六日,以闰月定四时成岁",即其义也。医工之流,不可不知。《经》

①期:原作"朞",异体字,下同。

曰:不知年之所加,气之盛衰,虚实之所起,不可以为工矣。王冰以谓天真气运尚未该通,人病之由安能精达?即古圣之深戒也。

论交六气时日第七

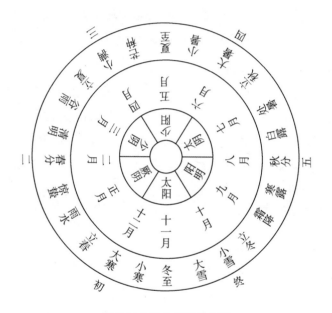

图 3-11 交六气时日之图

阴阳相遘,分六位而寒暑弛张;日月推移,运四时而气令更变。故《经》曰:显明之右,君火之位。显明,谓之日即卯位也。"君火之右,退行一步,相火治之。复行一步,土气治之;复行一步,金气治之;复行一步,水气治之;复行一步,木气治之"者,乃六气之主位也。自十二月中气大寒日,交木之初气。次至二月中气春分日，交君火之二气。次至四月中气小满日，交相火之三气。次至六月中气大暑日，交土之四气。次至八月中气秋分日，交金之五气。次至十月中气小雪日，交水之六气。每气各主六十日八十七刻半，总之乃三百六十五日二十五刻，共周一岁也。若岁外之余及小月之日，则不及也。但推之历日，依节令交气，此乃地之阴阳，所谓"静而守位"者也，常为每岁之主气。寒、暑、燥、湿、风、火者，乃六气之常纪。气应之不同者，又有天之阴阳，所谓"动而不息"，自司天在泉、左右四间是也，轮行而居其上，名之曰客气。客气乃行岁中之天命，天命所至，则又有寒、暑、燥、湿、风、火之化；主气则当祇只奉客之天命，客胜则从，主胜则逆，二者有胜而无复矣。

论日刻第八

夫日一昼一夜十二时，当均分于一日，故上智设铜壶贮水，漏下浮箭，箭分百刻以度之。虽日月晦明，终不能逃，是以一日之中，有百刻之候也。夫六气通主一岁，则一气主六十日八十七刻半，乃知交气之时有早晏也。故立此图以明之。冬夏日有长短之异，则昼夜互相推移，而日出入时刻不同，然终于百刻矣。其气交之刻，则不能移也。

甲子之岁，初之气始于漏水下一刻，终于八十七刻半，子正之中也。二之气复始于八十七刻六分，终于七十五刻，戌正四刻也。三之气复始于七十六刻，终于六十二刻半，酉正之中也。四之气复始于六十二刻六分，终于五十刻，未正

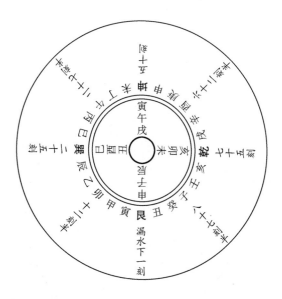

图 3-12　日刻之图

四刻也。五之气复始于五十一刻,终于三十七刻半,午正之中也。六之气复始于三十七刻六分,终于二十五刻,辰正四刻也。此之谓一周天之岁度,余刻交入乙丑岁之初气矣,如此而转至戊辰年初之气矣,复始于漏水下一刻,则四岁而一小周也,故"申子辰气会同"者此也。

巳、酉、丑,初之气俱起于二十六刻;寅、午、戌,初之气俱起于五十一刻;亥、卯、未,初之气俱起于七十六刻,气皆起于同刻,故谓之"三合"者,义由此也。以十五小周为一大周,则六十年也。

论六气标本第九

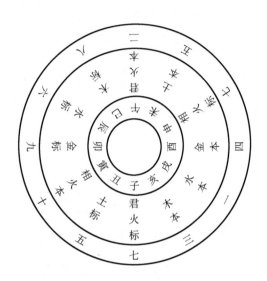

图3-13　六气标本之图

三阴三阳,天之六气,标也。水、火、木、金、土,地之五行,本也。生、长、化、收、藏,故阳中有阴,阴中有阳,动静相召,上下相临,阴阳相错,而变所由生也。是道也,非特徒然而书之,各有至道至理存焉。详《素问》篇论,交相而言标本,则莫测其源。

太阴湿土,少阳相火,为标本同。至于少阴君火,太阳寒水,则阴阳寒热互相不同。义从何来?岂不知出于自然,而非人意之所能名邪!古今之论,阳则顺行,又以进为盛,自先太阳而后少阳也；阴则逆行，又以退为盛，自先少阴而后太阴也，此易爻卜筮之所同。是以君火司于午，午者一阴生之位。火本热，而其气当阴生之初，故标本异，而君火属少阴也。水居北方子，而子者一阳生之位。水本寒，而其气当阳生之初，故标本异，而寒水属太阳也。土者，乃西南维，未之位，应于长夏之月。未乃午之次，故土曰太阴也。相火者，司于寅，寅乃丑之次，故相火曰少阳也。木者，位居东方震，在人主于肝。肝者，阴未退干之而出，虽阳藏居离下，处阴之位，木必待阴而后生，故属厥阴也。金者，居西方兑，在人主肺，肺为华盖，虽阴藏居离上，处阳之位，金必待阳而后发，故属阳明也。然六气之不同标本之义盖由此。

论五行生成数第十

天高寥廓，六气回旋，以成于四时。地厚幽深[①]，五行生化，以成于万物，可谓无穷而莫测者也。圣人立法以推步者，盖不能逃其数，观其立数之因，亦皆出乎自然。故载于经典，同而不异。推以达其机，穷以通其变，皆不离于数内。

一曰水，二曰火，三曰木，四曰金，五曰土者，咸有所也。水，北方子之位也，子者，阳生之初，一阳数也，故水曰一。火，南方午之位也，午者，阴生之初，二阴数也，故火曰二。木居东方，东阳也，三者奇之数，亦阳也，故木曰三。金居西方，西阴也，四者偶之数，亦阴也，故金曰四。土应西南长

---

①深：原作"滰"，异体字，下同。

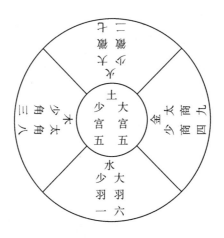

图 3-14　五行生成数之图

夏,五者奇之数,亦阳也,故土曰五。

　　由是论之,则数以阴阳而配者也。若考其深义,则水生于一,天地未分,万物未成之初,莫不先见于水,故《灵枢经》曰:太一者,水尊号。先地之母,后万物之源。以今验之,则草木子实未就,人虫胎卵、胎胚皆水也,岂不以水为一。及其水之聚而形质化,莫不备阴阳之气在中而后成,故物之小而味苦者,火之兆也。物熟则甘,土之味也。甘极则反淡。淡,本也。然人禀父母阴阳生成之化,故先生二肾,左肾属水,右肾属火。火曰命门,则火之因水而后见,故火曰次二。盖草木子实大小虽异,其中皆有两以相合者,与人肾同,亦阴阳之兆。是以万物非阴阳合体则不能生化也。既阴阳合体,则然后有春生秋成,故次三曰木,次四曰金。盖水有所属,火有所藏,木有所发,金有所别,莫不皆因土而后成五也。故次五曰土。木居于东,金居于西,火居于南,水居于北,土居中央而寄位四维,应令四季,在人四支①。故金、木、水、火皆待土而后成,兼其土数五以成之,则水六、火七、木八、金九。土常以五之生数,不可至十者,土不待十以成,是生成之数皆五以合之,则大衍之数由是以立,则万物岂能逃其数哉。

三阴三阳,正化者从本,生数;对化者从标,成数。五运之纪,则太过者其数成,不及者其数生,各取其数之生成多少,以占政令、气化胜复之述作,盖明诸用也。

---

①支:同"肢",下同。

卷　中

论五天之气第十一

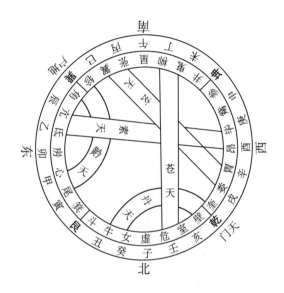

图 3-15　五天之气图

天地支干，相错而列于八方，各有定位。星宿环列，垂象于其上，而各有分野，故太古占天望气，以书于册，垂示后人，在精意以考之，而后可明也。

盖天分五气，地列五行，五气分流，散于其上，经于列宿，下合方隅，则命之以为五运。

丹天之气，经于牛、女、奎、壁四宿之上，下临戊、癸之位,立为火运。

黅天之气,经于心、尾、角、轸四宿之上,下临甲、己之位,立为土运。

素天之气,经于亢、氐、昴、毕四宿之上,下临乙、庚之位,立为金运。

玄天之气,经于张、翼、娄、胃四宿之上,下临丙、辛之位,立为水运。

苍天之气,经于危、室、柳、鬼四宿之上,下临丁、壬之位,立为木运。

此五气所经二十八宿,与十二分位相临则灼然可见,因此以纪五天而立五运也。戊为天门,乾之位也。已为地户,巽之位也。自房至毕十四宿,为阳,主昼;自昴至心十四宿,为阴,主夜,通一日也。

论五音建运第十二

五音者,五行之音声也。土曰宫,金曰商,木曰角,火曰徵,水曰羽。在阳年则曰太,在阴年曰少。

《晋书》曰:角,触也。象诸阳气触动而生,其位丁、壬岁也。

徵,止也。言物盛则止,其位戊、癸岁也。

商,强也。谓金性之坚强,其位乙、庚岁也。

羽,舒也。阳气将复,万物慈育而舒生,其位丙、辛岁也。

宫,中也。中和之道,无往而不理。又总堂室奥阼而谓之宫,所围不一。盖土亦以通贯于金、木、水、火,王于四季,

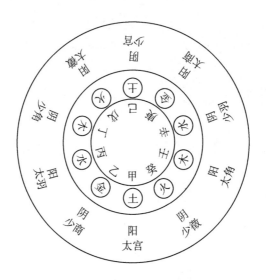

图 3-16　五音建运之图

荣于四藏,皆"总之"之意也。其位甲、己岁也。故五运从十干起,甲为土也,土生金,故乙次之;金生水,故丙次之,如此五行相生而转。甲为阳,乙为阴,亦相间而数,如环之无端。

详其五音、五运之由,莫不上下相召,小大相乘,同归于治而已。是故因刻以成日,因日以成月,因月以成岁,递相因以制用。虽太古占天望气,定位之始,见黔天之气横于甲己,为土运;素天之气横于乙庚,为金运;玄天之气横于丙辛,为水运;苍天之气横于丁壬,为木运;丹天之气横于戊癸,为火运,则莫不有从焉。

若以月建之法论之,则立运之因又可见也,何哉?丙者,火之阳,建于甲己岁之首,正月建丙寅,丙火生土,故甲己为土运。戊者,土之阳,建于乙庚岁之首,正月见戊寅,戊土生金,故乙庚为金运。庚者,金之阳,建于丙辛岁之首,正月建庚寅,庚金生水,故丙辛为水运。甲者,木之阳,建于戊癸岁之首,正月得甲寅,甲木生火,故戊癸为火运。壬者,水之阳,建于丁壬岁之首,正月得壬寅,壬水生木,故丁壬为木运。是五运皆生于正月建干,岂非日月岁时相因而制用哉!

论月建第十三

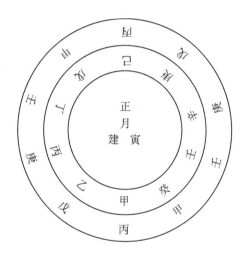

图 3-17　月建之图

夫十二支为十二月,则正月寅,二月卯是也。甲己之岁,正月建丙寅;乙庚之岁,正月建戊寅;丙辛之岁,正月建庚寅;丁壬之岁,正月建壬寅;戊癸之岁,正月建甲寅,乃用十干建于寅上。

观其法,甲子年为首,亦用六十甲子丙。初见者,先建之。次见者,次建之。故丙寅为初,戊寅为次,依先后循而转之可见也。前六十甲子纳音图中,立位既终,复转于其上,以终其纪者,明矣。建时,贴用日干同法。

若五运阴年不及之岁,大寒日交初气,其日时建干与年干合者,谓之曰干德符,当为平气,非过与不及也。略举此以明其用而已。

论天地六气第十四

图在主气、客气文内。

《经》曰:天地合气,六节分而万物化生矣。然地列五行者,言其用也。分支于十二,自五行、阴阳之气以布八方。盖天气降而下,则地气迁而上,咸备五行之化气,然后合其用。观万物未尝不因天地之气而化生之也。

地之气静而常,天之气动而变。其六气之源则同,六气之绪则异,何哉?盖天之气,始于少阴,而终于厥阴。《经》曰"少阴所谓标,厥阴所谓终"是也。地之气,始于厥阴木,而终于太阳水,《经》曰"显明之右,君火之位"者,其绪是也。然不同之绪,乃天真地元二气相因而成焉,故天之六元气,反合地十二支,以五行正化、对化为其绪,则:

少阴司子午　　太阴司丑未

少阳司寅申　　阳明司卯酉

太阳[①]司辰戌　　厥阴司巳亥

---

① 太阳:原作"太阴",从语义改。

天气始终之因,如是而已。地之六气,反合天之四时,风、热、暑、湿、燥、寒为其绪,则:

厥阴风木,主春　　少阴君火,主春末夏初

少阳相火,主夏　　太阴湿土,主长夏

阳明燥金,主秋　　太阳寒水,主冬

地气终始之因,如是而已。

《经》曰:天有阴阳,地亦有阴阳者,乃上下相临也。应天气动而不息,故五岁而右迁,应地气静而守位,天气不加于君火,则五岁而余一气,右迁相火之上,以君火不立岁故也。地之纪,五岁一周;天之纪,六期^①一备。五岁一周,则五行之气遍^②;六朞一备,则六气之位周,与干加支之绪小同,取"阴阳相错,上下相乘,毕其纪之"之意也。以五六相合,故三十年一纪之,则六十年矣。

论主气第十五

地气静而守位,则春温、夏暑、秋凉、冬寒,为岁岁之常令。四时为六气之所主也。厥阴木为初气者,方春气之始也。木生火,故少阴君火、少阳相火次之。火生土,故太阴土次之。土生金,故阳明金次之。金生水,故太阳水次之。皆相生而布其令,莫不咸有绪焉。

木为初气,主春分前六十日有奇,自斗建丑正至卯之中。天度至此,风气乃行也。

---

①期:原作"朞",异体字,下同。

②遍:原作"徧",异体字。

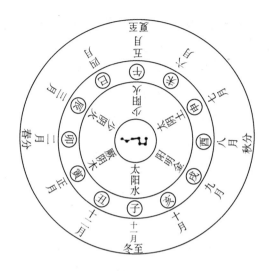

图 3-18　主气之图

君火为二气，主春分后六十日有奇，自斗建卯正至巳之中。天度至此，暄淑乃行也。

相火为三气，主夏至前后各三十日有奇。自斗建巳正至未之中。天度至此，炎热乃行也。

土为四气，主秋分前六十日有奇。自斗建未正至酉之中。天度至此，云雨乃行，湿蒸乃作也。

金为五气，主秋分后六十日有奇。自斗建酉正至亥之中。天度至此，清气乃行，万物皆燥也。

水为六气，主冬至前后各三十日有奇。自斗建亥正至丑之中。天度至此，寒气乃行也。

六位旋相主气，以成一岁，则天之六气，每岁转居于其上，以行天令者也。其交日时，前已具载矣。

论客气第十六

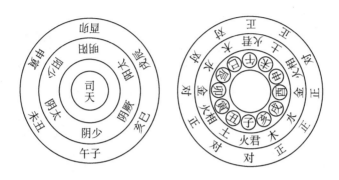

图 3-19　客气之图

六气分上、下、左、右而行天令，十二支分节令、时日，而司地化。上下相召，而寒、暑、燥、湿、风、火与四时之气不同者，盖相临不一而使然也。

六气司于十二支者，有正对之化也。然厥阴所以司巳亥者，何也？谓：厥阴，木也。木生于亥，故正化于亥，对化于巳也。虽有卯为正木之分，乃阳明金对化也，所以从生而顺于巳也。

少阴所以司于子午者，何也？谓：少阴为君火尊位，所以正得南方离位，故正化于午，对化于子也。

太阴所以司于丑未者，何也？谓：太阴为土，土属中宫，寄于坤位西南，居未分也。故正化于未，对化于丑也。

少阳所以司于申者，何也？谓：少阳相火，位卑于君火也。虽有午位,君火居之。火生于寅,故正化于寅,对化于申也。

阳明所以司于卯酉者,何也? 谓:阳明为金,酉为西方,西方属金,故正化于酉,对化于卯也。

太阳所以司于辰戌者,何也? 谓:太阳为水,虽有子位以居,君火对化。水乃伏土中,即六戌,天门戌是也。六辰,地户辰是也。故水惟土用,正化于戌,对化于辰也。

此《玄珠》之说已详矣。莫不各有因焉。此天之阴阳和地之十二支,动而不息者也。但将年律起当年司天,数至者为司天,相对一气为在泉,余气为左右间用。在泉后一气为初之气,主六十日余八十七刻半。至司天为三之气,主上半年,自大寒日后,通主上半年也。至在泉为六气,主下半年,自大暑日后,通主下半年也。

少阴子为首,顺行,又常为太过。司天太过不及亦间数,则与十干起运图上下相合也。故《经》曰"岁半以前,天气主之。岁半以后,地气主之"者,此也。天之六气,客也。将此客气布于地之六气步位之上,则有气化之异矣。《经》曰"上下有位,左右有纪"者,谓司天曰上,位在南方,则面北立,左右乃左西、右东也。在泉曰下,位在北方,则面南立,左右乃左东、右西也。故上下异而左右殊。《六微旨论》曰"少阳之右,阳明治之"之绪者,乃南面而立,以阅气之至也,非论上下、左右之位,而与"显明之右,君火治之"之意同,谓面南视之,指位而言也。

论天符第十七

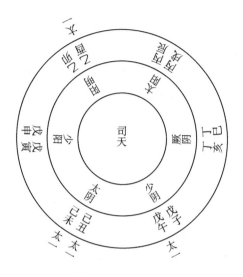

图 3-20　天符之图

　　阴阳交遘,上下临御,而后有淫胜、郁复之变,此大法也。司天者,司之为言,值也,主行天之令,上之位也;岁运者,运之为言,动也,主天地之间,人物化生之气,中之位也;在泉者,主地之化,行乎地中,下之位也。一岁之中,有此上、中、下三气,各行化令,而气偶符会而同者,则通其化,虽无克复之变,则有中病徐暴之异,是谓"当年之中,司天之气与中气运同者,命曰天符"。符之为言,合也。

　　天符共十二年,而十二年之中,又有与当年十二律五行同者,又是岁会,命曰太一天符。太一者,所以尊之之号也。

谓一者天会，二者岁会，三者运会，止有四年，不论阴年阳年，皆曰天符。故《经》曰："天符为执法，岁位为行令，太一天符为贵人。邪之中人，则执法者，其病速而危；行令者，其病徐而持；贵人者，其病暴而死。"盖以气令，故中人则深矣。岁会干律同而非天令，则所以言行令者。注曰：象方伯，无执法之权，故无速害病，但执持而已。

论岁会第十八

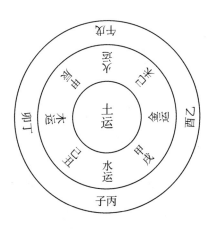

图 3-21　岁会之图

夫当年十干建运，与年辰十二律、五行相会，故曰岁会。气之主也，则不以阴年、阳年，乃是取四时正中之月为四直承岁，子、午、卯、酉是也。而土无正位，各寄王于四季之末一十八日有奇，则通论承岁，辰、戌、丑、未是也。以上共八年。

外有四年,壬寅皆木,庚申皆金,是二阳年。癸巳皆火,辛亥皆水,是二阴年,亦是运与年辰相会而不为岁会者,谓不当四年正中之令故也。除二阳年,则癸巳、辛亥二阴年,虽不名岁会,亦上下五行相佐,皆为平气之岁。物生脉应,皆必合期,无先后矣。岁会八年中,内四年与司天气同,已入太一天符也。余并见前论中。

论同天符同岁会第十九

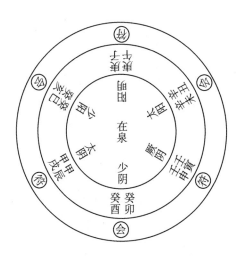

图 3-22　同天符同岁会之图

六气循环,互司天地,太过不及,随于阴阳,制而为准。上中下气,轮有符合。天符岁会,前已载之。运气与在泉,合其气化,阳年曰同天符,阴年曰同岁会。故六十年中,太一天符四年,天符十二年,岁会八年,同天符六年,同岁会六年。五者离而言之,共三十六年;合而言之,止有二十七年。经言二十四岁者,不言岁会也。不可不审。如是则通,变行有多少,病形有微甚,生死有早暮,按经推步,诚可知矣。

论南北政第二十

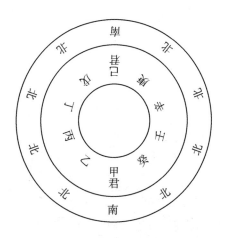

图 3-23 南北政之图

运用十干起,则君火不当其运也。六气以君火为尊,五运以湿土为尊,故甲己土运为南政。盖土以成数,贯金、木、水、火,位居中央,君尊南面而行令。余四运以臣事之,面北而受令,所以有别也。而人脉应之。

甲己之岁二运,南面论脉,则寸在南,而尺在北。少阴司天,两寸不应。少阴在泉,两尺不应。

乙、丙、丁、戊、庚、辛、壬、癸之岁，四运面北论脉，则寸在北而尺在南。少阴司天，两尺不应；少阴在泉，两寸不应。乃以南为上，北为下。正如"男子面南受气，尺脉常弱；女子面北受气，尺脉常盛"之理同，以其阴气沉下，故不应耳。六气之位，则少阴在中，而厥阴居右，太阴居左，此不可易也。

其少阴则主两寸尺；厥阴司天，在泉当在右，故右不应；太阴司天，在泉当在左，故左不应。依南政而论尺寸也。

若覆其手诊之，则阴沉于下，反沉为浮，细为大。

又经曰：尺寸反者死，阴阳交者死。

先立其年以知其气左右应见，然后乃可言死生之顺逆者，更在诊以别其反，详其交，而后造死生之微也。

卷 下

论太少气运相临同化第二十一

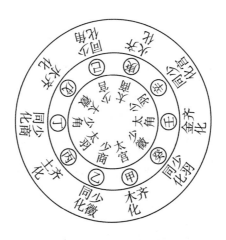

图 3-24　太少气运相临同化之图

天地遘醇,物我备化,则寒、暑、燥、湿、风,共王乎一岁之内,生长化收藏,咸备乎万物之中。非祇一岁也,虽一时一刻之短,而五行之气莫不存;非特一物也,虽一毫一芒之细,而五行之化莫不载。

然司其运,步其气,或大或少,乃轮主岁时而更盛更衰也。上达于天,则有五星倍减之应;下推于地,则有五虫耗育之验。其五谷、五果、五味、五色之化类,岂有一岁而无者,惟成熟有多少,色味有厚薄耳。盖金、木、水、火、土并行其化，互有休、囚、王、相，不同之目而已。

直其运者，独以为之主；当其时者，专以为之客，共行天令。遇阳年则气王而太过，遇阴年则气衰而不及。太过已胜，则欲齐其所胜之化；不及已弱，则胜者来兼其化。

太过岁，谓木齐金化，金齐火化，火齐水化，水齐土化，土齐木化也。不及岁，谓木兼金同化，金兼火同化，火兼水同化，水兼土同化，土兼木同化也。

其司天与运相临，间有逆顺、相刑、相佐，司天则同其正，抑运则反其平，如是五气平正，则无相陵犯也。

太过之岁，五运各主六年，乃五六三十阳年也。

太角，谓六壬年。逢子午、申寅二火司天，则木运为逆者，火，木之子也，居其上为逆。

太徵，谓六戊年。内逢寒水司天，正抑其火，复为平气之岁。"上羽与正徵同"也。

太宫，谓六甲年也。

太商，谓六庚年也。内逢子午、寅申二火司天，正抑其金，复为平气之岁。"上徵与正商同"也。逢辰戌，水司天为逆者，水，金之子也，居上为逆。

太羽，谓六丙年也。

不及岁，五运各主六年，乃五六三十阴年也。

少角谓六丁年也。逢巳亥木，司天与运气得助，"上角同正角"也；逢卯酉金，司天与运兼化，"上商同正商"也；逢丑未土司天，以木不及，金兼化，则土得其政，"上宫同正宫"也。

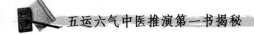

少徵谓六癸年也。内逢卯酉金司天，以火不及，水兼化则金得其政。"上商同正商"也。

少宫谓六己年也。内逢丑未土，司天与运合，得其助，"上宫同正宫"也；逢巳亥木，司天与运兼化，"上角同正角"也。

少商谓六乙年也。内逢卯酉金，司天与运气合，得其助。"上商同正商"也；逢巳亥木，司天以金不及，火兼化则木得其政，"上角同正角"也。

少羽谓六辛年也。逢丑未土，司天与运兼化，"上宫同正宫"也。

内言上者，乃司天之令。其五太五少岁，所纪不同者，盖遇不遇也。如君火、相火、寒水常为阳年司天；湿土、燥金、风木常为阴年司天。然六十年中，各有上下临遇，或司天胜运，或运胜司天，或运当太过，不务其德，而淫胜其所不胜，或运当不及，而避其所胜，而不兼其化。及太一天符、岁会、同天符、同岁会，更按文推之，此不再书也。

论纪运第二十二

十干之中，五阴五阳也，立为五运，太过不及，互相乘之。其不及之岁，则所胜者来克，盖运之虚故也。则其间自有岁会、同岁会，亦气之平。外有年辰相合及交气日时干相合，则得为己助，号曰平气。乃得岁气之平，其物生脉应，皆必合期，无先后也。圣人立名以纪之。

假令辛亥岁水运，当云平气何也？辛为水运阴年，遇亥

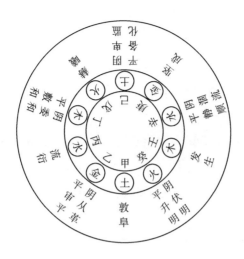

图 3-25 纪运之图

属北方水,相佐则水气乃平。

假令癸巳年火运,亦曰平气何也?癸为火运阴年,巳属南方火,相佐则火气乃平。

又每年交初气于年前大寒日。假令丁亥交司之日,遇日朔与壬合,名曰干德符。符者,合也,便为平气。若交司之时遇壬,亦曰干德符。除此交初气日时之后,相遇皆不相济也。余皆仿此。

所谓甲己合,乙庚合,丙辛合,丁壬合,戊癸合是也。又阴年中若逢月干,皆符合相济;若未逢胜而见之干合者,亦为平气。若行胜已后行复已毕,逢月干者,即得正位。则太过、不及、平气纪岁者,当推而纪之,故平气之岁,不可预纪之。十干之下,列以阴阳年而纪者,此乃大概设此,庶易知也。平气纪，须以当年之辰日时干，依法推之。

木运，太角岁曰发生（太过），少角岁曰委和（不及），正角岁曰敷和（平气）。

火运，太徵岁曰赫曦（太过），少徵岁曰伏明（不及），正徵岁曰升明（平气）。

土运，太宫岁曰敦阜（太过），少宫岁曰卑监（不及），正宫岁曰备化（平气）。

金运，太商岁曰坚成（太过），少商岁曰从革（不及），正商岁曰审平（平气）。

水运，大羽岁曰流衍（太过），少羽岁曰涸流（不及），正羽岁曰顺静（平气）。

各以纪之也。

气之平则同正化，无过与不及也。又详太过运中，有为司天之气所抑者亦为平气，则赫曦之纪，寒水司天二年，坚成之纪，二火司天四年，皆平气之岁也。

论岁中五运第二十三

地之六位，则分主于四时，天之五运，亦相生而终岁度。在素问篇中，止见于《六元正纪大论》，每十岁一司天，文中云初、终、正而已。此则是一岁主运也。

每运各主七十三日零五刻，总五运之数，则三百六十五日二十五刻共成一岁。盖将当年年干起，一岁中通主三百六十五日，大运为主。

将岁之主运，上下因之，而名太少五音也。若当年是木，

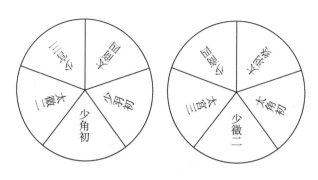

图 3-26　岁中五运之图

合自大角而下生之,故曰初正。太角木生少徵火,少徵火生太宫土,太宫土生少商金,少商金生太羽水,则为终(亦以太过、不及随之也);若当年少宫为大运,则上下因之,少宫土上乃见火,故曰太徵,太徵火上乃见木,故曰少角,则主运自少角起故初,而至少羽水为终矣。

木为初之运,大寒日交。火为二之运,春分后十三日交。土为三之运,小满后二十五日交。金为四之运,大暑后三十七日交。水为五之运,秋分后四十九日交。此乃一岁之主运,有太少之异也。

按《天元玉册》截法中,又有岁之客运,行于主运之上,与六气主客之法同。故《玉册》曰:岁中客运者,常以应于前二干为初运。

申子辰岁,大寒日寅初交;

亥卯未岁,大寒日亥初交;

寅午戌岁,大寒日申初交;

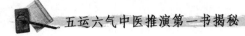

已酉丑岁，大寒日巳初交。

此五运相生而终岁度也。然于经未见其用，以六气言之，则运亦当有主客，以行天令。盖五行之运，一主其气，岂四而无用，不行生化者乎？然当年大运乃通主一岁，如司天通主上半年之法。《玄珠》指此以谓六元环周，言《素问》隐一音也。按《天元玉册》截法，言五运之客，互主一岁，则经所载者，乃逐年之主运也。明当以《玉册》为法，则其义通。《玄珠》说补注，亦不取之。

论手足经第二十四

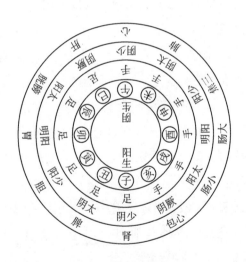

图 3-27　手足经之图

夫人禀天地冲和之气，受五行生化之形，阴阳刚柔，萃于一身，为万物之灵，通上下而谓三才者也。故经言"生气根于中，命曰神机"，是以藏府表里各相配合，然后致其和，而宅神气以为机发之主也。非见于黄帝、岐伯精微之论，则莫能知之，唯圣为能践形者，诚哉妙言也。

　　故经曰："上古圣人，论理人形，列别藏府，端络经脉，会通六合"，又曰："五藏、十二节，皆通乎天气"者，乃论手足经三阴三阳也。其十二经，外循身形，内贯藏府，以应十二月，即十二节也。五藏为阴，六府为阳，一阴一阳，乃为一合，即六合也。

　　夫少阴之经，主心与肾二藏者，盖心属火，而少阴冬脉，其本在肾。又君火正司于午，对化于子，是以肾藏亦少阴主之。肾非金水，右属命门火。五藏为阴，不可言阳，水随肾至，故太阳为府，则手太阳小肠、足太阳膀胱也。

　　太阴之经主脾与肺二藏者，盖脾属土，而太阴阴脉在肺，又土生金，子随母居，故肺太阴主之。金随肺至，故阳明为府，则手阳明大肠、足阳明胃也。

　　厥阴之经主肝与心包络二藏者，盖肝属木，又木生火，子随母居，故心包厥阴主之。火随心包而至，故少阳为府，则手少阳三焦、足少阳胆也。

　　其手足经者，乃手经之脉，自两手起，足经之脉，自两足起。以十二辰言之，盖阴生于午，阴上生故曰手经。阳生于子，阳下生，故曰足经，手足经所以纪上下也。又心、肺、心包在上，属手经；肝、脾、肾在下，属足经，亦其意也。

藏府同为手足经,乃一合也。心包非藏也,三焦并非府也。经曰:膻中者,臣使之官,喜乐出焉。在胸主两乳间,为气之海,然心主为君;"三焦者,决渎之官,水道出焉。"三焦有名无形,上合于手心主,下合右肾。主谒道诸气,名为使者,共为十二经。

是以经曰:"阴阳者,数之可十,推之可百,数之可千,推之可万,万之大不可胜数,然其要一也。"虽不可胜数,然其要妙以离合推步,悉可知之。

论胜复第二十五

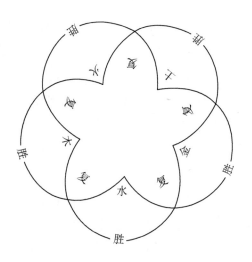

图3-28　胜复之图

运有盛衰,气有虚实,更相迎随,以司岁也。故经曰:"有余而往,不足随之,不足而往,有余从之"者,此也。故运互有太少,胜复之变作矣。

太过则先天时化,以气胜实,故不胜者受邪;不及则后天时化,以气衰虚,故胜己者来克,被克之后,必待时而复也。行复于所胜,则己不可前,故待得时,则子当王,然后子为母复仇也。如木运少角岁,金清化来胜,则子火为复,反热化胜金。火运少徵岁,水寒化来胜,则子土为复,反湿化胜水。土运少宫岁,木风化来胜,则子金为复,反清化胜木。金运少商岁,火热化来胜,则子水为复,反寒化胜火。水运少羽岁,土湿化来胜,则子木为复,反风化胜土。故言胜复同者,此也。

《玄珠》论六气,有正化、对化之司,若正司化令之实甚,则胜而不复。对司化令之虚微,则胜而有复。胜甚则复甚,胜微则复微,所谓邪气化日也,如是气不相得,则邪气中人而疾病矣。

然天地之气亦行胜复。故经曰:"初气终三气,天气主之,胜之常也。四气尽终气,地气主之,复之常也。"盖胜至则复,复已而胜,故无常气乃止。复而不胜,则是生气已绝,故曰伤生也。

又岁气太过,则不胜者受邪,若得其实,而又欺侮其所不胜己者;运不及,所胜者来克,乘气之虚,又为不胜己者凌侮,如是终必受邪,以原非胜己之气必自伤也。故经曰"侮反受邪",此之谓也。五行之变,如是不一,则在气候以别之矣。

论九宫分野第二十六

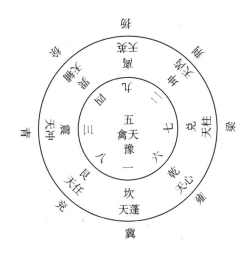

图 3-29 九宫分野所司之图

论曰五运不及之岁,则有灾宫所向之位,故不可一概而论灾也。经曰:"九星悬朗,七曜周旋"者,乃天之九星所主之分野,故少角岁云灾三宫,东室震位,天冲司也;少徵岁云灾九宫,南室离位,天英司也;少宫岁云灾五宫,中室,天禽司也,寄位二宫坤位;少商岁云灾七宫,西室兑位,天柱司也;少羽岁云灾一宫,北室坎位,天蓬司也。皆以运气不及之方言之。

司天	地支	厥阴初气居之	少阴二气居之	少阳司天三气	太阴四气居之	阳明五气居之	太阳在泉终气
少阴	子午	太阳　寒气切列，霜雪水冰	厥阴　为风湿雨，雨生羽虫	少阴　大暑炎光	太阴　大雨霪霪	少阳　温风乃至，万物乃荣	阳明　燥寒劲切
太阴	丑未	厥阴　大风发荣，雨生毛虫	少阴　天下疵疫，以正得位	太阴　雷雨电雹	少阳　炎热沸腾，零雨雷电	阳明　大凉燥疾	太阳　大寒凛冽
少阳	申寅	少阴　热风伤人，时气流行	太阴　时雨	少阳　大暑炎光，湿化晚布（其热暴至，草萎河干）	阳明　清风雾露	太阳　早寒	厥阴　寒风飘扬，雨生鳞虫
阳明	卯酉	太阴　风雨凝阴不散	少阳　大热早行，疫疠乃行	阳明　凉风间发	太阳　寒雨害物	厥阴　雨生介虫，凉风大作	少阴　蛰虫出现，流水不冰
太阳	辰戌	少阳　为瘟疫至	阳明　温凉不时	太阳　寒气间至	厥阴　风雨摧拉	少阴　秋风温热，热病时行	太阴　凝阴寒雪，地气湿
厥阴	巳亥	阳明　清风，雾露蒙昧	太阳　寒雨间热	厥阴　热风大作	少阴　雨生羽虫，热气反用	太阴　时雨沉阴，山泽浮云，暴雨溥蒸	少阳　冬温蛰生，流水不冰

图 3-30　六十年客气旁通图①

---

①六十年客气旁通图：图中"为风湿雨"，一作"为风温"，疑"湿"为"温"之误，"雨"为衍文。"零雨雷电"，据文义及参考《疫疹一得》，疑为"雾雨雷电"，接上行"大雨霪霪"后。"暴雨溥蒸"，一作"暴雨溥湿"。"蛰生"，一作"蛰出"，蛰虫出现之义。

按《天元玉册》曰：天蓬一，水正之宫也。天芮二，土神之应宫也。天冲三，木正之宫也。天辅四，木神之应宫也。天禽五，土正之宫也。天心六，金神之应宫也。天柱七，金正之宫也。天任八，火神之应宫也。天英九，火正之宫也。下以应九州之分野，谓冀、兖、青、徐、扬、荆、豫、梁、雍也。

论六十年客气第二十七

别有一图在上卷首。

司天、在泉、四间气，纪步各主六十日八十七刻半，客行天令，居于主气之上。故有温凉寒暑，朦暝明晦，风雨霜雪，电雹雷霆，不同之化。其春温、夏暑、秋凉、冬寒，四时之正令，岂能全为运与气所夺，则当其时，自有微甚之变矣。

布此六十年客气，旁通列于主位之下者，使知其气之所在大法也。其天符、岁会、平气，支干逆顺，气与运相生相克，客胜、主胜，灾化、分野，交时先后，淫胜、郁复，嘉祥、灾变，各各不同，则《经》与《玄珠》皆备见之，审天时，占气候，若符契之相合也。而六气极则过亢，灾害生矣，故气极则反，由是所乘之气居下以乘之，《经》所谓"相火之下，水气乘之"者是也。又有中见之气从之，《经》所谓"少阳之上，火气治之，中见厥阴"是也。盖阳极则阴生，阴极则阳生。斯五行相济之妙用也。其中见者，乃手足经六合藏府，相乘之化者是也。在天地间，则气自应之矣。

论六病第二十八

厥阴所至,为里急,筋缓,缩急,支痛,软戾,胁痛,呕泄。

少阴所至,为疡胗,身热,恶寒,战慄,惊惑,悲笑,谵妄,衄蔑血汗也。

太阴所至,为积饮,痞隔,中满,霍乱吐下,身重,胕肿,肉泥按之不起。

少阳所至,为嚏呕,疮疡,喉痹,耳鸣,呕涌,溢食不下,惊躁、瞀昧,目不明,暴注,瞤瘛,暴病,暴死。

阳明所至,为鼽嚏,浮虚,皱揭,尻、阴、股、膝、髀、腨、胻、足病。

太阳所至,为屈伸不利,腰痛,寝汗、痉、注泄、禁止。

此六气之为病也。

按经旨则淫胜郁复,主客太少,皆至其疾,则邪之中人有浅深矣。又有人禀受冲冒,畏避而已。温疫时气,或一州一县无问大小皆病者,分野山原,丘谷向背,斯气运自然耳。

原夫人禀五行之气生,亦从五行之数尽。内有五藏六府,为生气之源;外有百骸四肢,为神机之用。若起居调养而能避邪安正,则于寿域之中,无横夭殃矣。然为忧、愁、思、虑、喜、怒牵于内,寒、暑、燥、湿、风、火干于外,由是众疾作而百病生。又何况趋逐利名,贪迷嗜欲,劳役辛苦,饥渴醉饱,冲涉寒暑,凌冒风雨,触犯禁忌,残贼真灵;如是论之,夭伤之由,岂数之尽也,归咎于己而已。经曰:"不知持盈,不时御神,务快其心,逆于生乐"者,此之谓也。

"盖天之邪气,感则害人五藏;水谷之寒热,感则害人六府;燥湿感则害人皮肉筋脉。"又"喜怒伤气,寒暑伤形"。又"风为百病之长,至其变化,乃为他病也。病无常方,致有风气也。"又"百病生于气",如是论之,病生之变亦由乎我也。良犹内外相感然后入。故经曰:"所谓感邪而生病",外有其气内恶之,中外不喜,因而遂病,是谓"感"。"乘年之虚,失时之和,遇月之空,则邪甚矣。重感于邪,则病危矣",此之谓也。

虽气运交相临遇,相得则和,不相得则病。运太过则不胜者受邪,运不及则所胜者来克。主客胜复郁发,其病作矣。

若我之真元气实,起居有时,动作无相冲冒,纵使温疫之作亦微。是故圣人有养生修真之术也,或者以谓天地五运六气如何人病。盖人之五藏,应天地之五行,阴阳之气,随其卷舒衰王故也。王冰以谓:"苍天布气,尚不越于五行,人在气中,岂不应于天道。"盖人之呼吸天地氤氲之气,以食饮五行造化之物以养,共保其形,岂不随气运阴阳之盛衰。经曰:"天食人以五气,地食人以五味",此之谓也。

夫人之胸膈者,盖饮食之所纳,呼吸之所经,若寒热失节,禁忌相干,阴阳不和,疾疫邪气,交至于胸中,内舍五藏六府,乃有凶之兆也,故谓之胸。

然圣人论资取化源,补不足,泻有余;食岁谷以安其气,食间谷以去其邪,如是则病可避也。但以五运六气为疾,而感之者多矣。

又经曰:"冬伤于寒,春必病温;春伤于风,夏必飧泄;夏伤于暑,秋必痎疟;秋伤于湿,冬必咳嗽。"伤四时之气,皆能为病。方冬之时,阳为主于内,寒虽入之,势未能动;及春阳出,而阴为内主,然后寒动而搏阳为温疫之疾矣。方夏之时,阴为主于内,暑虽入之,势未能动;及秋,阴出而阳为内主,然后暑动而搏阴,为疟寒之疾矣。

又有四方之气不同,而为病各异。故经有"异法方宜"之论,以得病之情者是也。又或当岁有病,而非岁气者,亦须原其所感形证脉候,未必尽为气运所作,在工以明之。言之及此者,免拘于气运粗见,补泻之误与不误也。

论六脉第二十九

明阴阳运转之六气,辨南北岁政之尊卑,察主胜客胜之由,审淫胜郁复之变,须在脉,然后为工矣。五运不及,则所胜者来克,五运太过,则不胜者受邪。天地六气,互相临遇,应则顺,否则逆。气相得则和,不相得则病。唯天地胜复之气不形于证者,乃初气终三气,天之胜;四气尽终气,地之复。盖以气不以位,故不以形证观察也。

余则当知六脉。故经曰:"厥阴之至,其脉弦;少阴之至,其脉钩;太阴之至,其脉沉;少阳之至,其脉大而浮;阳明之至,其脉短而濇;太阳之至,其脉大而长。至而和则平,至而甚则病,至而反则病,至而不至者病,未至而至者病,阴阳易者危",此之谓也。

然人之生也,虽五行备于一身,生气根于内,亦随天地之气卷舒也。何以明之?谓如春脉弦,夏脉洪,秋脉毛,冬脉石是也。则五运六气，亦皆应之而见于脉，但以气运深奥，罕有论者故也。

夫人之肢体，被其寒暑之化，外保身形；呼吸天地之气，内养府藏。若上下和，而节令时气运调而寒热顺，则无疾苦也。然岁运更移，气令交遭，盈虚相随，逆顺交作，变而生病者，亦阴阳之常理也。经曰：逆之则变生，变生则病。物生其应也，气脉其应也。此之谓也。当立岁气，以诊别之。

运有南北政，经言：尺寸反者死，阴阳交者死。谓如北政，两寸当沉细不应，而反浮大，移于两尺，脉沉细不应是谓交，如此者死；谓如南政，两寸当沉细不应，而反浮大，移于两尺，沉细不应是谓反，如此者死。若寸独然，或尺独然不应，非交非反也，止病而已。举此为例，余岁同法。

故经曰："必先岁气，无伐天和"。粗工不识不知，呼为寒热。攻寒令热，脉不变而热疾已生。制热令寒，脉如故而寒疾又起。欲求其适，安可得乎，夭枉之来，率由此也。

原本经《平人气象论》曰："太阳脉至，洪大而长；少阳脉至，乍数乍疏，乍短乍长；阳明脉至，浮大而短。"《难经》引此，亦论三阴三阳之脉者，乃以阴阳始生之深浅而言之也。此六脉者，盖言运与气，胜复临遇，正当行令，当其司化之时而应，故脉之动不相同。以诸论考之，则大同而小异也。若交气交运时日，及期而见，无相先后，不及太甚，方谓之平。若差之者，当知其病也。

经曰："食气入胃，浊气归心，淫精于脉，脉气流经。经气归于肺，肺朝百脉，输经于皮毛。脉和精行气于府，府精神明,留于四藏,气归于权衡。(权衡)以平,气口成寸,以决死生。"又曰:"五藏六府之气味,皆出于胃,变见于气口",气口即寸口也。故秦越人深达其旨,作《难经》云:"独取寸口,以决五藏六府死生"也。正谓平人安乐之脉。故漏水下百刻,复会于手太阴,可诊五藏六府之气,以辨盛衰,详五十动中之止,别死生者也。本经自有《平人气象论》皆论呼吸脉之动者也。

次论"寸口脉平而死"及"上部无脉,下部有脉,虽困不为害"者,谓已病之人气或疾或涩,不能及期而至于寸口。将何为准,故取尺脉为凭。前后所论,理各不同,又何惑哉?若能精通脉要、三部九候、七表八里、九道、十二经,参之运气脉法,可谓大医之士也。

论治法第三十

木位之主,其泻以酸,其补以辛。厥阴之客,以辛补之,以酸泻之,以甘缓之。

火位之主,其泻以甘,其补以咸。少阴之客,以咸补之,以甘泻之,以咸收之。少阳之客,以咸补之,以甘泻之,以咸软之。

土位之主,其泻以苦,其补以甘。太阴之客,以甘补之,以苦泻之,以甘缓之。

金位之主,其泻以辛,其补以酸。阳明之客,以酸补之,以辛泻之,以苦泄之。

水位之主,其泻以咸,其补以苦。太阳之客,以苦补之,以咸泻之，以苦坚之，以辛润之。

此六气主客之补泻也。客胜则泻客补主，主胜则泻主补客，应随当缓当急，以治之也。

而本经论，又有六气司天、在泉淫胜之治法，有司天、在泉反胜之治法，有岁运、上、下所宜药食之治法。如是不一，各依疾苦，顺其运令，以药石五味调治之。

盖五运六气，胜复淫郁，其亦灾眚不同。司天居阳之分，在泉居阴之分，主客逆顺之理不一，由是百疾交作。故圣人备述其状，副以辛、酸、甘、苦、咸、淡之味，补、泻、平治佐宜之法者，可谓备矣。为工者，当明其岁令，察其形证，诊其脉息，别其阴阳，依经旨而拯救之，何患疾之不瘳邪。

论其用药性味之不同者，或顺其性，则逆其情，或以所胜，或以所不胜，或以上下子母相益相伐之味，以补以泻，皆其妙用，以互相见也。其疾病要妙，载于《经》篇论之中，最详而多法。

然此五运六气，药石补泻之宜，亦当顺其四方之人，禀受所养不同。故经有"异法方宜之论"及其施用针药，则气有虚实，病有盛衰，治有缓急，方有大小，有正治之法，有反治之法。以寒治热，以热治寒，名曰正治。以寒治寒，以热治热，名曰反治。寒因热用，热因寒用，通因通用，塞因塞用。发表不远热，攻里不远寒。形不足者，温之以气；精不足者，补之以味。

有取本而得者，有取标而得者，有取中气而得者，有取标本而得者。有逆取而得者，有从取而得者。

木郁达之,谓吐令其调达也;火郁发之,谓汗令其疏散也;土郁夺之,谓下令无壅碍也;金郁泄之,谓渗泄解表、利小便也;水郁折之,谓抑其冲逆也。通其五法,气乃平调,复视其虚实而调之。此非所谓郁法也,乃止郁而病者也。

然病有久新,方有大小,有毒无毒,因宜而制矣。此皆经旨治法之略文也,可详审而施用。

其药之五味,大抵不过于五藏所入之味,而为补泻。甘入脾,酸入肝,咸入肾,苦入心,辛入肺,而所入之味,亦不过因其性而调治之。辛主散,酸主收,甘主缓,苦主坚,咸主耎。辛甘发散为阳,酸苦涌泄为阴,淡味渗泄为阳,此用药之大法也。

五运之中又有"必折其郁气,先取化源"之法也。《玄珠》以谓:"太阳司天,取九月泻水之源;阳明司天,取六月泻金之源;少阴司天,少阳司天,取三月泻火之源;太阴司天,取五月泻土之源;厥阴司天,取年前十二月泻木之源,乃用针迎而取之之法也。"故曰"无失天信,无逆气宜,无翼其胜,无赞其复,是谓至治"者此也。

盖用药之制,有法存焉。故经曰:"君一臣二,奇之制也;君二臣四,偶之治也;君二臣三,奇之制也;君二臣六,偶之制也。近者奇之,远者偶之。汗者不可以奇,下者不可以偶。补上治上制以缓,补下治下制以急,急则气味厚,缓则气味薄。各适其主,此之谓也。"又曰:"君一臣二,制之小也;君一臣三,佐五,制之中也;君一臣三佐九,制之大也。寒者热之,热者寒之,微者逆之,甚者从之"。又曰:"主病之谓君,佐君之谓臣,应臣之谓使",非上中下三品也。

三品者,明善恶之殊贯也,此乃论用药之妙者也。《神农本草》药有三品,上药为君,中药为臣,下药为佐使,所以异善恶之名,服饵之道,不必皆然。

以主病者为君,余为臣使,以赞成方论也。故五运六气之补泻,五味各异者,大法正如此。诸为方者,不必尽用之,但一佐二佐,病则止矣。谓如以酸泻之,岂有一方尽用本草味酸者为泻药,盖主病者得一二味可也。余则皆然。

或者以谓岁运太角,木王土衰。迎取之,当使泻肝经而益其脾胃。人人如此,何病之有!此非通论也,何哉?岂有人人藏府皆同者。假如肝元素虚,脾气素盛,遇此太角之运,肝木稍实,脾气得平,方获安和。若便泻肝补脾,此所谓实实虚虚,损不足益有余,如此而死者,医杀之耳。故在工以详之,余气同法。

然药之治病对其标本,可谓神圣也;针之去疾,对其俞穴,可谓工巧也。用之要妙,去其疾势若鼓之应桴、机之发矢。其验也如是而速,失而害人亦如是矣。是不容其误,盖害人增疾,则尤甚也。何哉?盖天下事物之理,益之则迟,而损之则速。若服一药,取其效则缓而微;若食一发病之物,俄顷而知。由是观之,成难毁易,理之常也,可不慎哉。上圣垂示妙旨,愍念黎元,丁宁开论,递相问难,唯恐人之不至。后世医士之流,智识蒙昧,为学褊浅,不悟其旨,犹言隐法,甚可咤也。其错简断文,去圣遥远则有之。盖《素问》之书,先于五经,论天文、地理、人事、五行要妙,为阴阳之宗师,作医术之渊薮。义造精微,文演敷畅,自上古至于今,得其旨趣,唯王冰一人而已。

五行胜复论第三十一

《素问》之书,载黄帝与岐伯、雷公、鬼臾区答问。其间论太虚之寥廓,纪五运回薄,并包该贯,微妙精密。天地之数,不可得而逃,鬼神之情,不可得而遁。世之学者,往往伏而读之,每患其不能通也。

客有好其书者,指五运六气之疑,诣澶渊胡源,而问曰:元丰之四年,岁在辛酉,阳明司天为上商,少阴在泉为下徵。天气燥,地气热,运得少羽,岁水不及,是谓涸流之纪。而河决大水,盖与涸流之名纪异矣。请试为我言之。胡源喟然叹曰:深乎哉问也。此非不敏之所能及也,然昔尝侍坐于先生,而得闻先生之绪余。

先生之论五行也,成象而丽乎天,为五星;成形而镇乎地,为五岳;其精而藏乎内为五藏;其神而运乎外为五官;以至德为五常;和为五味,彰为五色,发为五声;其植物五谷、五果为异宜;其动物五畜、五虫为异类。

盖天数五,地数五,五位相得而各有合,变化之所以成也,鬼神之所以行也。是故天一地六,合于北方而为水,而丙辛主之;地二天七,合于南方而为火,而戊癸主之;天三地八,合于东方而为木,而丁壬主之;地四天九,合于西方而为金,而乙庚主之;天五地十,合于中央而为土,而甲己主之。此五者或以叁天,或以两地。两地者,火也,金也,生于阴而成于阳；叁天者，水也，木也，土也，生于奇而成于偶。

错综其数，则五者虽不同，及其立岁纪运，则要之气常均平，而不相害也。是以木之平气，贵乎和风生发，而无飘荡振拉；火之平气，贵乎炳明光显，而无炎烁燔燎；土之平气，贵乎埃云润泽，而无霖霆骤注；金之平气，贵乎雾露清凉，而无惨凄残贼；水之平气，贵乎严凝整肃，而无雨冰霜雹。

然阴阳之相荡，寒暑之相推，升降有序，休王有时。一消一长，不能无进退；一损一益，不能无盛衰。是故运行先天，而气或为有余；运行后天，而气或为不及。有余，则制己所胜，而侮己所不胜；不及，则己所胜轻而侮之，己所不胜侮而乘之。夫惟有所不胜，故强者有时而兼弱，弱者有时而畏强，此物之自然，而理之必至者也。

请试言之：少角之运，岁木不及，侮而乘之者金也。金不务德，故以燥胜风时，则有白露早降，收气早行。其变为肃杀，其灾为苍陨，名为少角，而实与太商之岁同。少徵之运，岁火不及，侮而乘之者水也。水不务德，故以寒胜热时，则有寒雾凝惨，地积坚冰。其变为溧洌，其灾为霜雹，名为少徵，而实与太羽之岁同。少宫之运，岁土不及，侮而乘之者木也。木不务德，故以风胜湿时，则有大风飘暴，草堰沙飞。其变为振发，其灾为散落，名为少宫，而实与太角之岁同。少商之运，岁金不及，侮而乘之者火也，火不务德，故以热胜燥时，则有火延焦槁，炎赫沸腾。其变为销烁，其灾为燔炳，名为少商，而实与太徵之岁同。少羽之运，岁水不及，侮而乘之者土也。土不务德，故以湿胜寒时，则有泉涌河衍，涸泽生鱼。其变为骤注，其灾为霖溃,名为少羽,而实与太宫之岁同。

通乎此,则知岁在涸流之纪,而河决大水,固可以类推之也。非徒如是而已,万物扰扰,凡呼吸俯仰,滋蕃长育乎天地之间者,或得其冲气而生,或触其乖气而夭,未有能逃乎五行者也。

所谓冲气者,不相胜复而已;所谓乖气者,胜复更作而已。方其乖气之争,狼戾已形,忿怒已萌,处乎此而求胜乎彼也。虽有强刚勇悍之气,又岂能常胜哉?固已有复者,伺乎其后矣。是故:木胜则金复以救土,而名木不荣;火胜则水复以救金,而冰雹乃零;土胜则木复以救水,而倮虫不育;金胜则火复以救木,而流水不冰;水胜则土复以救火,而黔谷不登。

夫暴虐无德者,灾反及之;侮而乘之者,侮反受邪。出乎尔者反乎尔,未有胜而不复者也。胜之微者,复亦微;胜之甚者,复亦甚。其犹空谷之响乎尔,疾徐疏数,小大高下,惟其声之所召,未尝不相似也。

盖天地之间,气有偏胜,而无以救之,则万物之所存者几希矣。是故风、热、燥、湿、寒,五者各司一气;生、长、化、收、藏,五者各司一时。以顺相承,然后能循环以相生。以逆相胜,然后能循环以相救。故曰:五运之气,犹权衡也,高者抑之,下者举之,化者应之,胜者复之,化者应之。气之平也,五气之相得也;胜者复之,气之不平也,五气之相贼也。气平而相得者,所以道其常。气不平而相贼者,所以观其变。古之明乎此而善摄生者,何尝不消息盈虚,以道御神也。无失天信,无逆气宜。抑其有余者,而不翼于胜;助其

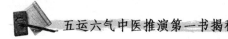

不及者,而不赞其复。

是以喜、怒、悲、忧、恐有所一,而莫能乱;精、神、魂、魄、意有所养,而莫能伤;春风、秋雨、冬凉、夏暑,虽天道之屡变,如凶、荒、札、瘥,不能成其患。呜呼!安得圆机之士,而与之共论五行哉!

素问入式运气论奥卷下终